逆境の中で咲く花は美しい

がん患者の救世主の生きる哲学

工藤進英

GENTOSHA

はじめに

誰でも、人生のスタートとなる原風景を持っている

「空と、海と、砂と、松林であった。そして吹く風であり、風の音であった」と、ふるさとを坂口安吾（１９０６〜１９５５）は『石の思い』で綴《つづ》り、「ふるさとは語ることなし」と残しました。

その石碑が、私の若かりし頃、子どもを連れて遊んだ新潟市の寄居浜《よりいはま》にあります。この安吾の言葉にはさまざまな解釈があるようですが、ふるさとを遠く離れて生活している方であれば、何かしら心を揺さぶられるのではないでしょうか。秋田県に生まれ育った私には、強く惹《ひ》かれる言葉です。この碑の存在は、40年以上も前の記憶ですが、私の人生の原点となっています。

短い言葉ではありますが、私は、「人生は創るものだ。裸の自分を見定め、自分だけの独自の道を歩くのだ」という強いメッセージとして受け止めたのです。

その後の私の人生に大きな影響を与えたという意味で、原点となった言葉でした。

ふるさと、心、信念、仕事、愛、挑戦、挫折、継続、家族、先輩、仲間、何千人も数える弟子、世界各国で出会った人々、その土地土地の風景……。歩んできた道のりは、決して平坦ではありません。国内外を訪れる移動時間の中でのむさぼるような読書、そして学問の構想。徒然《つれづれ》なるままに思い浮かぶ言葉。老若男女の読者の皆さん、患者さんや仲間たちに少しでも参考になればとの想いを今回、書籍としてまとめてみました。

私の人生は闘いの50年でした。その中で培った意志、信念、未来予測、仕事の方法、仲間との共同作業、そしてそのベースに常に置いてきた仲間への愛……これからも、この経験をもとに闘っていきたいと思います。ニーチェは、「困難につぶされなければ、人はその経験によって強くなれる」と言っています。私は今、その箴言《しんげん》を心から噛《か》みしめているところです。

ＡＩ（人工頭脳）の進化によって、知識の価値の低下が進んでいます。代わりに価値が増しているのが、経験、深い思索に支えられた知恵のようなものです。専門的な知識と論理思考だけの人材は、ＡＩに淘汰《とうた》されていくことでしょう。

これから本当に必要となるのは直感力や想像力、人間力であり、世界の本質を見抜き、世の中の未来を予測することができる哲学だと言えるかもしれません。それらはいずれも、ＡＩの苦手な分野であることが共通しています。

本書は、それまで世界の医学界で見向きもされなかった陥凹型・平坦型大腸がんの発見と、拡大・超拡大内視鏡によるＡＩ診断、画期的な軸保持挿入法の開発に取り組んできた私の「哲学」「発想法」などを、さまざまな角度から綴ったものです。私からの小さなメッセージが読者の皆様のそれぞれの人生にとって、少しでもお役に立つことができれば幸いです。

著　者

逆境の中で咲く花は美しい　目次

スマホを3時間見つめるより
本を30分読むほうが
多くの情報と体験を手にできる

030

ノートに書き記した文章が、自分だけの小さな図書館になった

囲いの中にいる動物は吠えないが
外にいる野生動物は
生き延びるために吠える

033

この世で新しいことに取り組む人は、どうしてもはみ出し者になってしまう

皆、役割を持って生まれてきた
その役割をしっかり果たすために
人生という道がある

036

役割は探すのでなく求めるものであり、それは常に現場にある

一心不乱に走っていれば
チャンスは後ろからではなく
正面からやってきてくれる

038

無我夢中になって初めて、自分の夢を確信した

天才は誰も見ていない的を射るものだが
プロフェッショナルは
多くの人がためらうような的を狙う
042
ちょっと異質な的でも、継続して射続ければ何とかなるもの

誰一人、完全な人間などはいない
足りないところを補い合うのが
人間に与えられた務めだ
046
声が大きいだけの正論より、優しいひとことこそが、人の心を動かす

釣り上げられた魚の気持ちを
一度でも想像したことがありますか
049
目の前に現れるすべてに、想像力という優しさを注ぐ

人生は一枚の銀貨のようなもの
どう使おうが勝手だが
使えるのはたった一度きり
051
人生とは、「楽しいことを見つけるための旅」のようなもの／小利口な打算にしがみついていると人生を棒に振るかもしれない

先頭を走る者は後ろから来る者を導き
居場所を与えなければならない
055
先頭に立てたのは、自分たちの力だけではない。先人の功績のうえに、自分たちの功績がある

第一章　はみ出し者は、リスクを追いかけながら前に進む

第三章　人は不完全だからこそ、助け合うことができる

第四章　今日は、残りの人生の最初の日

装幀　石川直美（カメガイ デザイン オフィス）
装画　Ihnatovich Maryia/Shutterstock.com
編集協力　有限会社リリーフジャパン
吉川健一
相田英子
DTP　美創

序章

あなたはなぜ、そこにいるのか？

人生を台無しにしないために、
今日を大切に生きること。
私たちは呼吸をするためだけに、
この世に生まれてきたわけではない。

医師がさじを投げたら投げ返せ。人に何を言われようと、決してあきらめない。

すべてのサービスは、患者さんのためにある

私が医師になった最初の年、夏休みを利用して世界一の医療機関と言われる米国のメイヨー・クリニックの見学へ行きました。同クリニックは、ミネソタ州ロチェスターにある病院で、100年以上の歴史があり、アメリカ国内でも優れた施設として認められており、これまでノーベル医学賞受賞者を6名輩出しています。

これから臨床医学を進めるにあたり、私はどうしても世界一の病院を見ておきたいと思

って訪れたのです。それは私にとって、正解でした。人口わずか数万の田舎町にあるメイヨー・クリニックをつぶさに見てきたことが、私の医師人生の一つの原点になったからです。

それから20年後、拡大内視鏡を開発し、「Kudo分類」を開発したときには同病院から招待を受け、講演とライブを行なうという名誉に恵まれました。20年という歳月の間に、病院は大きく変わっていましたが、価値観の原点の部分は常にスタッフに共有され、継続されていることが分かりました。

メイヨー・クリニックには、6つの精神が掲げられています。

「利益ではなくサービスの理想を追求し続ける」「個々の患者のケアと幸福を第一に、かつ真摯《しんし》に考え続ける」「スタッフ全員が他のメンバーの専門家としての進歩に関心を持ち続ける」「社会の移りゆくニーズに対応し、変化していく意欲を持つ」「やらなければならないことすべてに対して、卓越した結果を目指す努力を続ける」「絶対的な誠実さを持って、すべての業務を行なう」

患者のニーズを最優先するという信条のもとに、カルテの移動システムなど、多くの進化をなしとげていました。この精神はその後の私の医療・研究活動の一つの大きな指針となったのです。私が関わる昭和大学横浜市北部病院消化器センターの理念として、今でもその思想を取り入れ、実践しています。

命は方程式で計算できるほど、軽いものではない

がんに対する世間の見方は、随分変化してきたようです。かつてはがんの告知は家族に行ない、ご本人にはしないことが少なくありませんでした。しかし今は、患者さんに告知をすることが推奨されています。もちろん、これについてはまだ議論の多いところです。

時には末期がんの患者さんに、「残念ながら、治療の施しようがない」ことを伝えることもあります。がん患者を多数診《み》てきた臨床医であれば、余命の見当もだいたいつくものです。気丈な患者さんから、「余命はあと、どのくらいですか」と問われれば、「来年の桜を見られるかどうか、でしょうか」と真摯に答えることもあります。しかしそんなとき、患者さんからすれば、「さじを投げられた」という想いになるかもしれません。私は患者さんには、希望を失うような言葉はかけないように努めてはいるのですが。

医学は科学ですから、医師が宣告した余命期間にはそれなりの根拠があります。しかし、決して絶対ではありません。患者さんの中には余命宣告を受け止めてあきらめてしまう人

も少なくありませんが、一方で、「残った時間をどう過ごすか」と積極的に受け止め、「最後まで生きることをあきらめない」と果敢に考える人もいます。その点、医学は科学ではないという一面もあります。

命はあきらめたら、あっという間に失われてしまいます。特に社会的に力のある男性ほど、がん宣告されたときのショックは大きく、そしてそのショックに弱いということは実証されています。

私自身は、科学者というより、医学者であると考えています。医師は、サイエンス（科学）とアート（技術）の融合が必要です。加えて大切なのは、想像力の豊かさと経験です。医師は現場で鍛えられて初めて良い医師となることができるのであって、知識のみを鍛えて、良い医師になれるわけではありません。必要なのは現場力なのです。

私は奇跡というものに対しては懐疑的ですが、それを信じる人がいても一向に構いません。確かに、病状が奇跡的に改善されることもありますから。それは人知が及ばぬ人体の不思議な力とも言えるでしょうね。

私は長年、臨床現場で治療と研究を重ねてきましたが、大腸がんにも患者さんにもそれぞれ個性があります。がんの原因と推定されるものもさまざまであり、余命も方程式にあてはまるとは限りません。実際、医師に余命半年と言われた患者さんがその後2年3年、あるいは5年以上生きた事例もあります。ですから、患者さんは決してあきらめてはいけない。あきらめれば、がん細胞を元気づけるだけです。がん細胞に立ち向かう防御細胞群、たとえば白血球やリンパ球の働きが弱くなってしまうからです。

あきらめる勇気より、あきらめない勇気を持つ

あとの章で詳しく説明しますが、私が医師になった頃、日本を含めた世界の医学界では、「大腸にできたポリープが、がん化する」という学説が主流を占めていました。私はそれに対し、大腸の粘膜に陥凹《かんおう》するがんこそが進行がんの元凶であると見なし、その型の症例を躍起になって探していたのです。現在は私の説が支持されるようになりましたが、当時は多くの医師が陥凹型がんに関心を持っていなかったため、自分で探さなければなりませんでした。

もし私があきらめのよい人間でしたら、この陥凹型がんを見つけることはできなかったに違いありません。それ以前に内視鏡専門医にはならず、消化器専門の外科医として手術に追われる毎日を送っていたはずです。手術の技術は高く評価されていましたし、続けて

いればそれなりに大成しただろうという自負も持っています。

そうなれば100倍、500倍の拡大内視鏡、ＡＩ（人工知能）による自動診断の世界は構築できなかったことでしょう。

あきらめないという性格が、患者さんに負担をかけない「軸保持短縮法」という内視鏡カメラの挿入法の開発など、大腸がんの治療法を進歩させてくれたと思っています。「まだ粘るのか」と人をうんざりさせたこともあったかとも思います。

しかし私には、私だけには、その次の世界が見えていました。その結果、年々、内視鏡学が変化し、日本の技術は世界一に、それも絶対的な世界ナンバーワンになりました。今は、ＡＩによる自動診断の時代に入りましたが、やはり日本が世界を圧倒的にリードしていくことになるでしょう。

患者さんも同じです。自分の考えと、あまりにもかけ離れた治療方針を示された場合、それに唯々《いい》諾々《だくだく》と従うのではなく意見をしっかりと医師に伝えましょう。セカンドオピニオン、サードオピニオンを利用するのも一つの方法です。

スマホを3時間見つめるより本を30分読むほうが、多くの情報と体験を手にできる。

ノートに書き記した文章が、自分だけの小さな図書館になった

『銀河鉄道の夜』などで知られる作家の宮沢賢治（1896〜1933）は、常に手帳を持ち歩き、野原や林で感じたことを書き記したそうです。ドイツの文学者であるゲーテ（1749〜1832）もさまざまな国に旅行して見聞を広め、文章も残しています。作家は普通、作品をデスクで原稿用紙に書くものなのでしょうが、宮沢賢治はそのときその

ときに感じたことをメモして、それを作品としてまとめました。有名な『雨ニモマケズ』も手帳に記されたものが、死後に見つかり出版されたものだそうです。

私も日々思いついたこと、本の感想や心に残った言葉、治療技術のアイデアなどをノートに記すようにしてきました。テレビ出演のスタジオで、ふとアイデアが「降りて」くることもあるのですが、そんなときは手持ちの台本などに走り書きして、あとでノートに書き写すようなこともしてきました。どうやら文字を、「書く」ことが必要なようです。面白いのは自分が書いたことが突破口になって、意識みたいなものが活性化し、それを何回も検証することにより、まったく新しい思考やアイデアが浮かび上がってきたりすることです。

その結果、私は自分の志を貫き、大腸がんの治療分野で40年にわたり活動することができたのです。

病院内ではカルテにしてもレセプトにしても、パソコンの画面上での処理が普通になっています。内視鏡カメラでもＩＴ化が急速に進んでいて、私はそれらの進歩を本当に素晴らしいと思っていますが、すべてをパソコンに頼っていいとは思っていません。パソコンは世界を広げてくれる頼りがいのある機械ですが、思考の世界では逆に狭くするようです。

時々、パソコンを閉じて過ごす時間も必要です。

人生とは毎日、たくさんの経験をすると同時に、いろいろなことをふるいにかけて進んでいくものです。こぼれ落ちたものの中に、かけがえのないほど大切な何かがまぎれ込んでいる場合もあるでしょう。それらを掬《すく》い取るためにも、「書き残す」ことが必要なのだと思います。

パソコンの画面に現れる字や文章は平坦で濃淡もなく、それはまさに、「記録」であり「データ」にすぎません。これはスマホでも同じでしょう。ですから私は、今日も忙しい時間の合間を縫ってノートに思いを記しています。本書は、書き続けて今では40冊にもなったノートを整理して、まとめたものなのです。

囲いの中にいる動物は吠えないが、外にいる野生動物は生き延びるために吠える。

この世で新しいことに取り組む人は、どうしてもはみ出し者になってしまう

私は医師としてはエリートコースとはちょっと違う道を歩んできましたが、それが実は幸運だったと言っていいかもしれません。新潟大学医学部を卒業後、同大学病院に外科医として勤務しました。こんなことを言うと、今では「青臭い」などと揶揄《やゆ》されるかもしれませんが、私が医師という仕事を目ざしたのは、何代にもわたる医師の家系に生まれたこ

とに加え、「病気になった人を救いたい」という強い思いからです。中でも外科医は診断も治療もでき、それを通じて患者さんの命を救うという使命があることに惹《ひ》かれました。当時は胃がんの患者さんや専門医が多かったのですが、日本人の食生活の西欧化が急速に進んでいることなどから、これからは大腸がんが増加して脚光を浴びることになると予想されていました。40年以上も前の話です。

臨床医として、私は数多くの胃がん、大腸がんの患者さんの外科手術を手がけました。しかし、大腸がんが原因で亡くなる人が少しずつ増えてきました。早期発見することが、最大の治療法と言ってもいいのが大腸がんです。「なぜ、早期発見ができないのか」と、随分と歯がゆく思ったものです。現在、がんは一般的に早期発見と治療を行なえば、治癒《ちゆ》することも可能な病気になりつつあります。大腸がんで患者さんを死なせないためには、がんが大きくなる前に内視鏡による早期診断と治療が一番だという結論に達しました。私は未だ黎明《れいめい》期にあった大腸内視鏡の世界に飛び込むことを選んだのです。

当時の新潟大学病院では大腸がん診断・治療を志す者は傍流であり、内視鏡専門医はそのまた傍流のような位置づけでした。しかし私の目標は、「患者さんを大腸がんでは死なせない」というものでしたので、外科医を続けたほうがよいという周囲の忠告やアドバイスを有り難いとは思いつつも、外科医と内視鏡専門医の二足のわらじを履き続けることはできませんでした。

進路について人の判断を仰《あお》いだことは、今まで一度もありません。私はいつも、「自分がしたいこと、できること、すべきこと」を考え、これで立ち位置を決めます。何のために医師をしているのか？　いつまでに何をやろうとしているのか？　この自問自答を毎日のように繰り返すことで、立ち位置が定まってくるのです。

大腸がんの内視鏡専門医になる判断をしたときには、この三つが奇跡的にピタリと重なりました。もちろん、外科医が内科の領分である内視鏡の世界に飛び込んでいけば、軋轢《あつれき》が生じるのは当たり前です。「はみ出し者」というレッテルを貼られたりもしましたが、不思議なもので、まわりから反対されたり無視されたりすると研究や臨床、患者さんと向き合うことに集中できるようになったのです。

今、何かに新しく挑戦しようという人に、私は心から連帯のエールを送ります。どうか、そのまま突き進んでください。学歴など、あれば便利なものくらいに考えてしまいましょう。学歴はもはや、自分の立ち位置や囲いの中の安全を保証してくれるものではありません。

本書では、私の経歴を通じて、人の生き方を見つめていきたいと思います。

皆、役割を持って生まれてきた。その役割をしっかり果たすために人生という道がある。

役割は探すのでなく求めるものであり、それは常に現場にある

序章のタイトルである「あなたはなぜ、そこにいるのか?」は、私自身に対する問いかけでもあります。私はたまたま医師ですので、その仕事を通じて多くの人の命を守るという役割を果たす。その役割を大きくするために技術に磨きをかけ、さまざまな新しい技術の開発にも精力を注いでいます。今日は未来の一日です。今日を怠惰《たいだ》に生きれば、明日も明後日も、そしてそれらが重なった未来も怠惰なものになってしまうことでしょう。

これは別に、医師という仕事だけの話ではありません。

どんな仕事でも、どんな立場であろうと役割と仕事はあります。その中身は人それぞれでしょうが、なかなか目の出ない或る役者さんの母親が、こんなことを言ったそうです。「小さな役でも大きな役でもいい。でも大きな人間になればいい」と。素晴らしいアドバイスではないでしょうか。ノーベル賞を受賞する医学者はもちろん偉大ですが、金銭欲や名誉欲を捨て、辺地の医療に一身を捧げる医師も偉大なのです。役割と仕事の内容がちょっと異なるだけの話です。

役割も仕事も与えられるものではなく自ら求めるものであり、常に発展・進歩させるべきものです。そして生き甲斐は、必ず待ち受けている試練を与えられる現場でこそ生まれます。ただし、試練を乗り越えるには知恵を持つこと、努力を続けることが絶対必要になります。

一心不乱に走っていればチャンスは後ろからではなく、正面からやってきてくれる。

無我夢中になって初めて、自分の夢を確信した

1985年、私はふるさとの秋田赤十字病院に移り、そこでは病院長の考えもあり、内視鏡による診断・治療のかたわら、研究活動にも没頭することができました。ただし初期の頃は、私に積極的に協力してくれる医師はあまりいませんでしたので、若い研修医の力を借りながらも、たいていのことは自分でやらなければなりませんでした。

その時代に、大腸がんの元凶とも言える「陥凹型がん」を発見することになり、医療機

器メーカーのオリンパスの協力も得て、倍率100倍の内視鏡カメラの開発にも成功しました。これが、私の道を大きく広げるきっかけになったと言っていいでしょう。ただしその間、研究面では多くの失敗を重ね、高い壁に地団駄《じだんだ》を踏んだことも度々《たびたび》です。病院に泊まり込んで診療・研究活動をするようなハードスケジュールだっただけに、心が折れそうになったこともあります。

そんなときは、例のノートを開きます。ドイツの理論物理学者アルベルト・アインシュタイン(1879~1955)は研究成果をあげるまでに、すさまじいほどの試行錯誤を重ねましたが、こんな名言を残しています。

「私は何カ月でも何年でもひたすら考える。九十九までは答えは間違っている。百回目でようやく、正しい結論にたどり着く」

私はノートの中の言葉に励まされ、教えられながら粘り強く研究を続けた結果、多くの成果を得ることになるのです。

患者さんも増え、陥凹型がんや拡大内視鏡について欧米各国で講演することも多くなりましたが、それ以上に、経験を重ねた結果、私自身の診断・治療技術も飛躍的に向上したことが何よりもの喜びでした。

これまで、私は一心不乱に走り続けてきたような気がします。脇にはいろいろな風景もあったのでしょうが、おかげで寄り道をせず一つひとつに夢中になれたことは幸せでした。

秋田赤十字病院という東北の地で大腸がんの研究に取り組んでいた私に、昭和大学横浜市北部病院初代院長の黒川高秀先生（故人）から招聘《しょうへい》の連絡があったのは、汗水垂らして走り続けている最中のことでした。

お会いした黒川先生は単刀直入に、「工藤先生の夢は何ですか」と質問してきました。私は即座に、「内科も外科も一つにして、今までになかった診断と治療が完全に一致した胃と腸の専門的なセンターを作りたいですね」と答えました。これまで味わった苦い経験から、私はそのような医療施設とシステムこそが患者さんを救い、救うための医療技術を進歩させると考えていたからです。

黒川先生の答えは、「では、そのセンター長、教授になってください」というものでした。

私を招聘してくれた黒川先生が、東大医学部を総代で卒業された天才で、若くして東大病院長、同大医学部長を務めたということは、のちになって知ることになります。

私は秋田赤十字病院で夢中になって、診療・研究活動を続けてきました。夢中とは、

「夢の中」と書きます。私はまだ夢から覚めたくありませんでしたので、真正面からやってきたチャンスに懸《か》けることにしたのです。米国の実業家であり哲学者でもあるオリソン・マーデン（1848〜1924）は、「弱い人間はチャンスを待ち、強い人間はチャンスを作る」と成功哲学の一端を披瀝《ひれき》していますが、私はその大きなチャンスをしっかりと捉《とら》えたのです。

そして今も、私は昭和大学横浜市北部病院で、夢の途中を歩んでいるところです。

天才は誰も見ていない的を射るものだが、プロフェッショナルは、多くの人がためらうような的を狙う。

ちょっと異質な的でも、継続して射続ければ何とかなるもの

2008年秋、NHKの「プロフェッショナル　仕事の流儀」という番組に出演したことがあります。その反響はすさまじく、昭和大学横浜市北部病院の受付電話がパンク状態になったため、専用の電話を増設したほどです。

その番組の最後に、「プロフェッショナルとは何ですか?」という質問を受けました。

「自分の経験と知識、そして技術を総動員してかつ、その結果についてすべての責任を負える人間」

これが、プロフェッショナルとしての私の答えです。

現代医療は日々、発展をとげています。特にがんについては効力の高い抗がん剤や、特定の遺伝子を攻撃する「分子標的薬」「精密医療」などが開発されてきました。現代医療の目標は「病と死」に抗することと言っていいでしょう。人間の機能からすると死を避けることはできませんが、推計では、2016年に生まれた子どもは今後の医療の進歩からすると、120歳くらいまで生きる可能性があるそうです。

人間はいずれ死ぬのだからという悟りにも似た思いは、確かに私にもあります。しかし、医師がそれを前提にした治療をすることに私は反対します。私はあきらめの悪い人間ですし、医療ができることをとことん追究したいのです。多くの人が見向きもしない的《まと》だからこそ、射《い》る楽しみもあります。古今東西、どんな仕事であるかにかかわらずプロフェッショナルと言われる人々が、「新しい価値」を生み出してきたのは、社会が見向きもしない的を射続けてきたからです。

医師の仕事の大半は、大それたことではありません。小さな部品がきちんと動いているか、ねじに緩みや錆《さび》はないかを観察し、修繕するという平凡な作業の繰り返しです。平凡と言えば平凡な毎日ですが、熱意を持ってそれを継続することが非凡につながります。そして常に、もっと良いものを求め、それを築きあげることです。

プロフェッショナルになれる条件を付け加えるとすれば、私はこの継続をあげます。

もちろん、生半可《なまはんか》にだらだらと過ごすことではありません。覚悟を持って、他人に何を言われようと、目的を達成するために自分が正しいと考えたことを毎日繰り返すことを指します。

継続は、仏教でも大切にしている行《ぎょう》のようです。『一日一生』（朝日新書）などのベストセラーで知られる天台宗大阿闍梨《おおあじゃり》の酒井雄哉《ゆうさい》さん（故人）は、千日回峰行《せんにちかいほうぎょう》という荒行を二回も果たしたことで知られています。同書の冒頭、毎日草鞋《わらじ》を履いて20キロの道を歩き続けたと書いていています。ぼろぼろになった草鞋を毎日新しいものに取り替えて、また歩く。歩いているうちに草履が自分のように見えてきたと言います。そこから、「一日一生」という教えが拓《ひら》かれることになるのです。

この荒行に挑む僧は、ひと握りにすぎないそうです。世俗を断ち切って、毎日同じ道を歩き続ける忍耐力は想像を絶するものなのでしょう。

私も酒井さんと比べればささやかでありますが、医師としての体験を積んできましたので、「継続は力なり」を確信しています。あきらめないで、一つのことに想いをこめてコツコツ継続していけば、必ず席が空いて、自分の出番がやってきます。

正しい目標を持つことが何よりも大切なのは、言うまでもありません。

誰一人、完全な人間などはいない。足りないところを補い合うのが、人間に与えられた務めだ。

声が大きいだけの正論より、優しいひとことこそが、人の心を動かす

自分の弱さを見つめない人は、いつまで経っても大人になれません。他人の弱さを見つめ、それを認めることができないからです。悪いことに、そのような人に限って大きな声で世の中や人のことを論じたがります。大事を語る前に、まわりの小事に目を配ってもらいたいものです。自分の手足のことを真剣に思いやれば、謙遜《けんそん》が目を開かせてくれます。

そうすれば尊大になることもなく、道端に咲く小さな草花にもひれ伏したくなるような心が芽生えるでしょう。

朝日新聞の「ひととき」欄で、素敵な投書を見かけました。投書の主は発達障がいの5歳と、3歳の双子の男の子3人のお母さんです。育児に追われて家の中は散らかり放題、外に出れば子どもたちは大騒ぎするので、まわりの人が眉をひそめることもしばしばです。

そんな大忙しのお母さんにあるとき、エレベーターの前で中年女性が声をかけてくれました。「幸せそうですね」と微笑《ほほえ》みかけてくれたそうです。いつもはせいぜい、「大変ですね」と言われるくらいだけに、その言葉は、「疲れた心に咲いた小さな花のよう」だったと記しています。

中年女性の心情は想像するしかありませんが、子どもの世話に追われながら買い物をしている母親の大変さを、「それが幸せというものですよ」と感じ入ったのでしょう。そして、その言葉を素直に受け止めた母親の姿にも共感を覚えます。

はみ出し者であれプロフェッショナルであれ、このような優しい心を失った人に、どれほどの価値があるでしょうか。

米国の成功哲学の祖と言われるナポレオン・ヒル(1883〜1970)の言葉を紹介

しましょう。

「成功者に共通しているのは、どんな困難なときにも耐え忍ぶ力があることです。多くの人が成功しない理由は『どうせ駄目なのだから』という間違った信念を持っているからです」

これは成功するための哲学です。しかしヒルは、次のようにも説いているのです。

「愛情深く、親切で、思いやりがあり、寛大な人を探しているなら、あなたが愛情深く、親切で、思いやりがあり、寛大な人になりましょう。それを宇宙に対して表現してください。あなたが外に表現したものは何倍にもなって返ってきます」

生活苦の人たちのためのボランティア活動をしている若者が、こんな発言をしています。

「日本人全員が貧乏なら、助け合う社会ができるのに」と。一理ある意見です。

人は例外なく、不完全な存在として創られました。助け合い、補い合いながら生きていくために、そのように創られたと考えるほうが自然です。

釣り上げられた魚の気持ちを、一度でも想像したことがありますか。

目の前に現れるすべてに、想像力という優しさを注ぐ

他人への想像力を失った人が最近、随分増えてきたように感じられてなりません。福島の原発事故による自主避難で横浜市に家族とともに移り住んだ中学1年生が、「ばい菌扱いされた」とか、「賠償金をもらっているだろう」と遊興費をせがまれたとか、さまざまなイジメを受けたというニュースがありました。登校拒否になり、一時は自殺まで考えるのですが、「震災でいっぱい死んだから辛いけど僕は生きる」という決意をしてく

れたのは幸いでした。

一体、どこに問題があるのでしょう。「集団と少し毛色の異なる存在を認めない」という雰囲気が世の中に充満しているように見えます。これはイジメた子どもたちだけではなく、大人の問題でもあると言っていいでしょう。

他人への想像力を失った人生は、闇夜を懐中電灯もなしに歩いているようなものです。想像力とは愛であり優しさであり、寛容だからです。それらを失った人生にどうして喜びが与えられるでしょうか。

私は患者さんの表情や言葉遣いから、その心を想像します。「不安がっているな」と思えば、「大丈夫ですよ。治療もすぐ終わりますから」と声をかけます。「医師が簡単に大丈夫などと言って、あとでクレームをつけられたらどうする」と忠告されたこともありますが、私はそんな目で患者さんを見たことはありません。私は信じられるより信じること、信頼されるより信頼することを第一に考えるからです。

相手が信じられるかどうか分からないではないかと、反論されるかもしれません。それを見極める方法は一つしかありません。まず、自分が相手を信じることです。信じればこそ、相手が信じるに値する人間かどうかもすぐに分かりますから。

人生は一枚の銀貨のようなもの。どう使おうが勝手だが、使えるのはたった一度きり。

人生とは、「楽しいことを見つけるための旅」のようなもの

私は今、80人ほどのスタッフを擁する昭和大学横浜市北部病院の消化器センター長を務めています。その一方で、海外に指導や診療に出かける機会も多く、その回数は日本の医師でもトップクラスではないでしょうか。米国、英国、フランス、ドイツ、中国（上海）、ロシア（モスクワ）、アブダビ、香港、台湾（台北）などには度々訪れます。国だけでも60カ国を超える数になります。正確に勘定したわけではありませんが、世界各国で200

0人くらいの弟子が内視鏡医として働いていますし、国内外で18人が教授になって活躍するようになりました。

秋田時代、内視鏡の診療を勉強するために、国内各地から若い医師が研修医としてやってきました。秋田時代だけでも、700人を超えるのではないでしょうか。面白いもので、最初にやってきたのが九州の若い医師、それから中国地方、四国など西日本中心でしたが、そのうち各地のがんセンターの医師もやってきました。人数が少ない間は院長先生の配慮もあって、彼らに給料みたいなものを払えたのですが、何十人ともなるともうお手上げです。

私は自分の講演費などをプールして、研修医に小遣い程度の金額を渡したり飲食費に使ったりしていました。お酒が入っても彼らとは無駄話をまったくせず、陥凹型がんや内視鏡の機能などについて夜中まで語り合ったものです。志を同じくする人間が集まった様子は、まるで明治維新の際の長州藩や松下村塾《しょうかそんじゅく》みたいな雰囲気でした。そのときの若い医師たちが今、日本全国の大学で教授や病院の幹部として活躍していることは私の誇りです。

そしてこの秋田時代に私は、リーダーとしての訓練も受けたと言っていいでしょう。

当時、私がよく言っていたのは、「仕事は激しく、そして楽しく」でした。激しさがなければ、楽しさにつながらないのです。

楽しくなければ、人生ではありません。人生とは楽しさを探す旅路のようなものです。旅路の途中で、同じ楽しさを見出せる仲間やパートナーと出会うこと、心の充実を手にすることができれば、人生は本当に楽しいものになります。

小利口な打算にしがみついていると人生を棒に振るかもしれない

秋田時代に出会った若い医師たちと比べて、最近の医学生や若い医師には少々物足りなさを感じています。私が最も腹立たしく思うのは、名門の国立大学の医学部を卒業した学生の中に医師の道を選ばず、外資系の金融企業に就職するような例が急増していることです。もちろん、どのような職業に就《つ》くかは本人の自由です。しかし、医師にならない最大の理由が「収入」だというのですから、残念と言うより他はありません。

米国有数の投資家であるウォーレン・バフェット（１９３０〜）は、大富豪であると同時に多額の寄付（２０１５年は28・４億ドル）をする大慈善活動家でもありますが、こんなことを言っています。

「あなたが車を一台持っていて、一生その車しか乗れないとしたら、あなたはその車を大切に扱うでしょう。考えてほしいのはあなたが一つの心と一つの身体しか持てないということです。常に心身を鍛錬し、心身の手入れを行なうようにしましょう。時間をかければ、あなたは自らの心を強化できます。人間の主要資産が自分自身だとすれば、必要なのは心身の維持と強化なのです」

同様に、マイクロソフト共同創業者のビル・ゲイツの寄付金額は14億ドルと、そのスケールの大きさに圧倒されます。私も資産家であれば、世界中に大腸内視鏡専門の病院や研究賞を設立したいと思っていますが、これぱかりはどうにもなりません。彼らの億ドル単位の資産はうらやましくありませんが、この寄付金額にはちょっと嫉妬したくなります。

秋田時代の研究活動は、まさに「狂」の世界でしたが、私は常に、「今ここでやっていることが、必ず世界のスタンダードになる」と言っていました。そこで学んだ若者たちが今、世界に羽ばたいています。私が尊敬するオーストラリアの行動心理学者であるギタ・ベリンは、次のように言います。

「常軌を逸しなさい。達人の域に達する人は常軌を逸する能力があるものです」

先頭を走る者は後ろから来る者を導き、居場所を与えなければならない。

先頭に立てたのは、自分たちの力だけではない。
先人の功績のうえに、自分たちの功績がある

医学は、世界共通の言語とも言えます。内視鏡という技術は日本を超えて、世界に広がっています。内視鏡という鍵があれば、いろいろな言語を持ったすべての国のドアを開くことができます。ある意味で、英語よりも通用するマスターキーと言っていいでしょう。

音楽や絵画と同じです。

私は自分が開発した技術や内視鏡の機能開発を独占するつもりは、まったくありませんでした。それどころか、世界各国で診療風景をライブ会場に集まった医師たちに公開しています。

「そんなことをして大丈夫なのですか」と問われることもありますが、心配はご無用です。なぜなら私は、内視鏡と内視鏡診断・治療については常に改善や開発に努め、世界の先頭を走っていると自負しており、誰かが私の技術をマスターしても、そのとき私は五歩も十歩も先を行っているからです。普通でも、どんどん差がついていくのです。

科学は先人の成果を活用しながら進歩していくものです。私は自分の成果を評価してくれる医師には、惜しみなく情報を提供するようにしています。それに対し、後悔することはありません。先頭を走る人間は、後ろに続く人たちを導く義務があると思っているからです。すると、たとえば内視鏡という学問の広がりと深まりがどんどん強化されていき、一つの大きな流れとなります。

だからこそ私は、1泊2日のハードスケジュールでもモスクワにも出かけますし、乞《こ》われれば危険な地域にも足を踏み入れます。たとえばリビア、キューバ、東欧・中東諸国にも躊躇《ちゅうちょ》なく出かけました。1泊5日でブラジルを往復したときはさすがに疲れましたが、頼まれたら嫌《いや》とは言えない性分ですし、何より新しいもの、未知なものに触れる楽しみに惹かれるのです。

先を走る者がその義務を果たすのは、私にとっては自然なことです。

義務とはたいていの場合、重荷になります。しかし、船は荷物をたくさん積んでいないと不安定でうまく進めないそうです。志を持った仲間の輪が広がれば、その学問領域は必ず発展して大きなフィールドになることでしょう。

同じように人生も、苦労や苦痛などの重荷を背負っているほうがうまく進めるはずです。心、意志の力が格段に強くなるからです。

私の70年の人生が、どれほどの価値があるかは自分では判断がつきません。

ウィリアム・ブレイク（1757〜1827）という英国の詩人が、「狐《きつね》は我が身をとがめず、罠《わな》を責める」と言っていますが、私は決して罠を責めるような人生を送ってきませんでした。これだけは自信があります。

私について、「神の目と手を持った医師」といった形容句を冠されることもありますが、恐縮するばかりです。私はそんな大それた人間ではありません。私はただ、「大胆にして繊細」「理想主義者であって現実主義者」「理にして情」と相反するものが同居している人間で、典型的な価値を見出すプラグマティスト（実用主義者）だと思っています。

本書の全体を貫くテーマは、「あなたはなぜ、そこにいるのか？」に尽きます。自分探しというより、「どんな自分になりたいのか、真実とは何か、そのために何をするのか」という、私自身の自問自答をまとめたものと言ってもいいでしょう。

私が人生で重視しているのは、「幸せ」より真実を嚙《か》みしめる「楽しさ」と「喜び」です。私個人というよりも、チームや組織、患者さん皆が味わえる「楽しさ」と「喜び」を追求します。楽しさは瞬間的なものかもしれませんが、何となくぼんやりしている幸せと比べると、輪郭《りんかく》がしっかりとしています。ですから楽しさが途切れないように、私は組織とともに毎日を生きるようにしているのです。

楽しさが積み重なると、人生は「面白い」ものになります。信念を持って理想を追いかけていけば、それが正しい方向にあってあきらめない限り、人生は必ずや、「いと面白きもの」になることでしょう。

スコットランド生まれで世界初の実用的電話を発明したグラハム・ベル（1847～1922）も、「生きていることは素晴らしい。この世界は面白いことでいっぱいだ」と言っていますが、一度きりの人生を面白く生きるためには、誰にも侵されない自分の陣地を築き上げ、世の中の常識に挑み、自分の得意分野を求め続けましょう。私自身、新しい分野に挑戦することで多くの感動、喜びを体験してきました。

私は大学医学部時代、秋田赤十字病院時代、そして今は昭和大学で、仲間とともに世界の医学界の常識に挑んで成果をあげてきました。私や私たちにできることが、皆さんにできないはずがありません。

今の日本には、やることが山のように横たわっています。若い人たちは前途に希望を失っているという話をよく聞きますが、社会は恐ろしいほどのスピードで変化しています。今こそチャンスです。

共に手を携えて、歩いていきませんか。

序章のまとめ

○「真実とは何か」「自分は何者？」という自問を忘れてはなりません。

○答えは簡単に見つかるものでも、見つけるものでもありませんが、常に思考することを忘れないようにしましょう。

○考えを深めると、世の中の常識やルールが薄っぺらなものに見えてきます。

○即行動です。行動せずに後悔するより、まずは行動することです。

第一章

はみ出し者は、リスクを追いかけながら前に進む

安全を求めれば求めるほど、
自由を失う。
リスクを追う理由はただ一つ、
やりたいからやるのだ。

山あり谷あり、波瀾の人生に見えて、振り返ってみれば、実はちゃんと一本道を歩んできたことに気づく。

与えられた仕事より、自分がやりたい仕事を選ぶ。たとえ、それが荊の道であっても

私は新潟大学医学部を卒業後、同大病院の外科で働くようになりました。内視鏡黎明期《れいめい》という苦難の時代であった1970年代当時から内視鏡検査に大きな関心を抱き、研究と実践を続けていました。しかし、外科医が内視鏡に関心を向けることは、当時の医学界ではきわめて稀《まれ》でした。いわば、「異端」であり、私の立場は芳しいものではありませんでした。

医師になってから約5年目の頃、私は新潟県立がんセンターに勤務することになり、胃がんや大腸がんの外科手術を随分とやらせてもらいました。非常に優れた名医の上司がいて、当時のセンターは胃がんの手術症例が年間300件くらいあり、これは日本の病院では一番多かったようですが、それもその名医のおかげです。私は彼から手術のさまざまなコツを教えてもらい、かなりの腕前になっていました。にもかかわらず、私の視線は違う方向を向いていました。

「内視鏡をやりたい！」という思いがどんどん大きく膨らみ、ついには手術の他に内視鏡診断・治療も始めることにしたのです。

統計的には日本では今後、大腸がんの患者さんが急増すると予測され、私は内視鏡検査の将来に確信はありましたが、当時はまだ一人前とは言えない若い医師だっただけに、「こんなことをやっていて大丈夫なのだろうか」と不安に駆られたことも事実です。大学病院にあって敷かれたレールからはみ出すのは、「出世」をあきらめることを意味していたからです。しかし私は不安に苛《さいな》まれながらも、出世よりも早期診断と治療を可能にする内視鏡の術を極めたいという「希望」を選択しました。

そんなとき消化器関係の学会で、ある医師から一声かけられたことがあります。

「やりたいことをやっている君は幸せ者だ」

はみ出し者ではなく、幸せ者だと言ってくれたのです。

内視鏡に対する確信を深めるには十分な励ましでした。とはいえ、内視鏡に集中することになれば、これまでの胃や大腸の外科手術の経験も否定し、キャリアも棒に振ることになります。それが本当に正しいことなのか、思い悩んだことは否定できません。しかも院内に理解者は、ほとんどいなかったのですから。

壁があれば、どうしてもその向こうを見たくなる

しかし今振り返ると、不安は「大きな刺激となり、現状に安住しない緊張感を生む」ものだったように思います。ピンチはチャンスとよく言いますが、不安も前に進む大きなパワーの源になるようです。度が過ぎればストレスになるかもしれませんが、気持ちが前のめりである限り心配は要《い》りません。もともと誰かに押し出されたのではなく、自らはみ出した人間に怖いものはありませんでした。

ゼロからではなくマイナス地点からスタートしたようなものですから、何かを失っても

ゼロに戻るだけだと思えば、あわてふためく必要もないという開き直りの気分もありました。医局の助手の分際でそんなふうに思っていたのですから、まわりには、「とんでもない若造だ」「小生意気なヤツだ」と疎《うと》まれたものでしたが、少しの勇気と、ほとんど狂気と言っていいほどの闘争心によって私は耐えることができたのかもしれません。

「これから自分が足を踏み込んだところが、道になる！」

そんな強烈な想いが、私を駆り立てていました。10年余り、新潟大学やがんセンターで内視鏡技術の研鑽《けんさん》を積んだあと、私は1985年にふるさとである秋田県の秋田赤十字病院に移りました。移るにあたって、一つだけ条件を提示しました。それは時代遅れになった注腸《ちゅうちょう》造影検査（エックス線検査）を、すべて内視鏡検査・診断に変えてもらうという条件でしたが、同病院はそれを受け入れてくれたのです。内視鏡穿孔大腸スクーリング検査は、世界で初めての試みでした。以来、私のチームはその方針を貫き、世界のスタンダードになったのです。

今、私は振り返ります。「いろいろあったけれど、曲がった道は歩んでこなかったな」と。そして、一つの名言を思い出します。

「最高のものを求める人は、常にわが道を行く」（ハーマーリング）

逆境の中で咲く花は、どの花よりも貴く美しい。

人生とは喜怒哀楽を合算したもの

幸せな人生、楽しい人生、面白い人生。あなたはどのような人生を選択するでしょうか。人生とは、感情の積み重ねと言ってもいいと思います。喜怒哀楽の感情を抑えつけることはありません。むしろ、波風が立つほどに大きく揺れ動いていいのです。私も感情を爆発させることがあり、まわりに少々迷惑をかけているかもしれませんが、大きく振れれば振れるほど、その揺り戻しも大きくなります。

私は苦しみや悲しみに見舞われても、喜びや怒りに満たされようとも、それらをすべてひっくるめて人生だと考えるようにしています。そうすると、人生の総和が大きくなって、「面白い」ものになるのです。いわゆる波瀾万丈《はらんばんじょう》の人生と言っていいかもしれません。普通のことをやっていたら、普通の結果しか得られないものです。いや、普通の結果でいいやと思っていると、普通の結果さえ得られないことになるでしょう。

人生のリターンは、取ったリスクに比例します。リスクを取る覚悟を持てば、ちょっとしたトラブルなど平気になるから不思議です。「覚悟」は仏教用語の一つで、悟りを意味しているそうです。悟りなど簡単に得られるものではありませんが、その端っこくらいは手でつかんでみたいものです。

従来の診断学を覆すのは、その領域にひたっている人でなければ難しいことかもしれません。私は新潟県内で大腸内視鏡医として一番の名手になることを目ざし、さらに秋田赤十字病院でその技に磨きをかけようと思いました。もう一つ秋田に移った理由があります。秋田県で開業医をやっていた父が、余命いくばくかの転移性がんに冒されていることを知り、最期《さいご》は寄り添いたいとも考えたからです。

そのような私事があったとはいえ、秋田赤十字病院に移ったのはさらなる挑戦のためでした。

野球界でも大リーグに挑戦する選手が増えてきたことに、私は心からの拍手を送ります。そんな私ですら、「あの選手、大リーグで通用するの？」と心配することもあります。誰もが成功するわけではなく、十分な成績を残せず帰国した選手も少なくありませんが、それでもその選手にとって人生は、「面白い」ものになったはずです。

やらないで後悔するより、やって後悔するほうが何十倍、何百倍もの価値があります。

「やれるか、やれないか」ではなく、「やるか、やらないか」です。

報《むく》われないかもしれませんが、執念深く取り組む。これを挑戦というのです。

若い人から、「日本社会の将来に期待が持てず、不安で一杯です。夢なんか持てるはずがありません」と反論されたことがあります。一理ありますが、インド独立の父マハトマ・ガンディーは、「人任せでは未来は描けない。自分以外の働きに期待し続け、誰かが動けば問題は解決すると考えている限り、私たちは自分たちの目的を達成して、その成果を手にすることはできない」と説いています。

新潟県内では、口はばったいようですが工藤という名前は知れ渡っていました。その新潟を離れるとき、尊敬する先輩医師から、「今度は秋田の工藤として頑張れ」という言葉をもらい、私も「世界の工藤になります」と答えました。

そのときが、私の夢の始まりでした。

自分の未来は自分で創るしかありません。まずは好きなことに、そして正しいと思うことに取り組んでください。次にやりたいことに挑んでください。若い人たちのそれらの蓄積が重なり合えば、全体で大きな潮流になっていくことでしょう。従来の定説だけでなく、自分の考える境界を広げ、新しいブルーオーシャンを目ざすことが大切です。

無我夢中になって取り組めば失敗することを気にしなくなり、失敗したことにすら気づかなくなる。

人生には何度か夢中になれる時期がある。その時を逃したらいけない

映画監督の大島渚さん（1932〜2013）は、次のようなことを言っています。

「人生というのは、どのくらい無我夢中の時間を過ごせるかで決まる。私にとっては、『あの頃が無我夢中だった』――そういう時期があるから、いくつになっても、またやろうと思えるんです」

私にとっては秋田赤十字病院時代、そして昭和大学横浜市北部病院の今がその無我夢中の時期に当たります。特に秋田時代、世の中では「失われた10年」などと言われた時代です。秋田赤十字病院の胃腸センターは私自身の言葉ですが、まさに、「狂」の時代でした。序章にも書きましたが、幻のがんと言われた陥凹型がんの発見より、まるで明治維新前の松下村塾のような雰囲気にあふれていたと言っても大げさではありません。たくさんの有能な研修医が全国、全世界から集まり、毎日夜遅くまで仕事や議論を重ねる、まさに学問のパラダイスのような場所となったのです。

私は当時、第二外科部長でしたから、診察や外科手術、内視鏡検査の他にもいろいろな雑務があり、院内に泊まり込むことも日常茶飯です。在院した初期2年間の平均睡眠時間は1日4時間くらいでした。冬場ですと駐車場に停めた車に雪が降り積もり、まるで雪だるまのようになって、5日後にこれは一体誰の車だと管理者に随分と苦情を言われたものです。

微細な観察を行なう私の研究態度について学会では、「木を見て森を見ない、細部にこだわりすぎる」という批判もありました。しかし私は、木を見るどころではなく、「葉脈まで見る」ことにこだわりました。ディテールを極めない限り、森を見ることはできないと思っていました。本当に大事なものは目に見えないものですが、とにかく私は学会からの批判はまったく気になりませんでした。さらに1993年、オリンパスとの共同により3年がかりの試行錯誤を経て、100倍の拡大内視鏡を世に出すことができたのです。これが陥凹型がん発見に次ぐ、夢の実現への次のステップになりました。今まで見たこともなかった拡大の所見に夢中になることで技術力も高まり、その成果を国内外で報告する講演などの機会も急増しました。

その頃私は若い医師たちに、「ものを正しく見たいなら、心の目で見なくちゃいけない。だって大切なことは目に見えないんだから」というサン゠テグジュペリ（1900〜1944）の言葉を伝えました。これ以上ないくらいの観察眼と直感力を駆使した態度の大切さを力説したものです。加えて、「火事場のバカ力」という言葉をよく使ったものです。日常を常に火事場のように考えて力を発揮すれば、人間の能力はどんどん高まっていきます。

私たちは、いろいろな手段を用いたのですが、幻のがんと言われていた陥凹型がんを見つけることとは、そう簡単には叶《かな》いませんでした。

そんなある日のこと、私はとうとう陥凹型がんを私自身の目で発見しました。それをきっかけに数多くの陥凹型がんを見つけるようになりました。陥凹型がんを最初に発見したのは、故・狩谷淳先生（千葉県がんセンター）でした。国内でもほとんど見つかっていない病変であり、欧米ではまったく発見されていない症例だったこともあり、国内外で無視されましたが、私は必ずや大腸早期がんの主役になる病変だと考えていました。なぜなら、同じ連続した腸管である胃や食道の早期がんの主たる形態は陥凹型だったからです。欧米の医学界の「ポリープこそ大腸がんの原因」という主張には、どうしても納得がいきませんでした。とはいえ、この目で発見しなければ、新しい治療法も見出すことができません。

その後、陥凹型がんを発見・研究するために「秋田詣で」という言葉ができました。「内視鏡を勉強したければ秋田赤十字病院の工藤のところに行け」が、一部の熱心な若手内視鏡医の合い言葉になったのです。こうして集まった研修医の教育にも力を入れなければなりませんので、さらにスケジュールはハードになりましたが、無我夢中で動いていると疲れも居着かないようです。

世界の学説に立ち向かった非常識が、未来を切り開いた

当時、大腸がんについて世界の医学界の常識は、「ポリープが、がん化する」でした。

治療法としては、悪性のポリープを早期に発見して切除するというものでしたが、進行がんの患者さんは急増するばかりです。私は、大腸でも陥凹型がんこそ進行がんに移行するのではないかという仮説を立て、この型のがんの発見に全力を尽くし、とうとう成就したというわけです。私はその結果を英語の論文として発表し、一冊の書籍にまとめました。すべて英文ですから大変な作業でしたが、研修に来ていた多くの若い医師が手伝ってくれました。

世界の権威ある学説に立ち向かうわけですから、これはもう、一つの「反乱」みたいなものです。国際的な学会で発表しても、「Ｋｕｄｏ病」と揶揄《やゆ》され、さらには、「秋田の風土病ではないか」とまで言われる始末です。しかし私には、確信がありました。「陥凹型がんを早期発見して早期治療をしない限り、大腸がんで亡くなる人は増えるばかりだ」という確信です。

それから二十年余。世界の学会は陥凹型がんについて、大きな関心を寄せるようになりました。私がセンター長を務める昭和大学横浜市北部病院消化器センターでは、延べ７０0人をはるかに超える外国人研修生・見学者を受け入れるようになりました。当時の世界の常識は非常識になり、私の非常識が常識になったのです。

ノーベル医学生理学賞選考委員会がある、スウェーデン・カロリンスカ医科大学のノーベル・フォーラムで、2回にわたり陥凹型大腸がんを取り上げてもらい、シンポジウムでは講演、内視鏡診断・治療のライブも行ないました。米国やヨーロッパ諸国でも同じような講演やライブを重ねています。

必死に走っていると、前方にひしめいている人たちが道をあけてくれる。

温室育ちの花は美しくても弱い。路傍に咲く花は踏みつぶされても、すぐに立ち直る

私は２００７（平成19）年、上海の復旦大学附属華東医院終身名誉教授に就任した関係で、年に何回かは上海を訪れます。今はだいぶ落ち着いてはきましたが、２０００年代初頭の上海は本当に活気にあふれ、歩道を歩いていても流れに乗らないと急ぎ足の歩行者にはじき飛ばされそうな勢いがありました。

多くの若者が、「儲かるビジネス」に熱心に取り組んでいました。張りつめた欲がぶつかり合い、のほほんと暮らしている日本人など、あっという間に蹴散らされてしまうほどの迫力です。私には、気持ちよく感じられる雰囲気でもありました。

そんな上海には日本での就職活動を捨て、現地の日系企業や中国系企業に就職する女性たちの姿が目立ちました。その中の一人の女性が言った言葉を、今でも鮮明に覚えています。

「この街は一生懸命走っていると、目の前にひしめいているたくさんの人たちが、道をあけてくれるんです。私は上海のいくつかの会社でキャリアを積んだあと、いずれ自分の会社を起こしたいですね」

人材会社・英国ヘイズ社の調べでは研究部門など専門職の年収は、中国、香港、シンガポールなどでは、日本をはるかに上回っています。タイなどでは一般職でも物価の安さを勘案すると、日本と遜色《そんしょく》ない収入が得られるケースも増えているそうです。

しかし、上海の医師たちの立場や収入は決して高いとは言えません。これはロシアも同様ですが、社会主義体制にある国、ないしはあった国の医療は立ち遅れており、日本や欧米の先進国とは大きな差があるのが現実です。そうした事情が、医師たちの収入にも反映しているのかもしれません。

サッカーでは、海外のクラブチームに移籍する日本人選手が急増しています。ヨーロッパのチームを目ざすのは今も変わらないでしょうが、タイを始めとするアジア諸国も活躍の場になりつつあります。特にタイには数十人にも及ぶ日本人選手が渡り、必死なプレーによって、人気を集める選手も少なくないそうです。このように自分の力で手にしたパスポートは、政府が発行するものより格段に価値があります。そしてこのような日本人が増えているだけに、もはや彼らをはみ出し者とは言えないかもしれませんね。

ちょっと話は変わりますが、タイは医療ツーリズムが盛んで、多くの日本人や外国人が訪れます。シンガポールも医療の先進国として評価され、多くの外国人が訪れるようになっています。

日本は医療先進国ですが、医療ツーリズムはまったく立ち後《おく》れています。治療や検査のために日本を訪れる外国人はいるのですが、彼らがどこの病院を利用したかはもちろん、その実数も分からないという状況です。医療先進国の日本はもっと世界に扉を開き、官民が一体となって医療ツーリズムを充実させるべきです。特に内視鏡技術は日本が世界一の水準にありますから、これを活用しない手はありません。

一番を競うより、誰もやっていないことをやる喜びのほうが大きい。

無我夢中になれる時間が長いほど、人生は面白い

日本の内視鏡分野は今、すべてにおいて世界一の水準にあります。内視鏡の技術でオリンパスが研究・開発に果たした役割はすこぶる大きく、その技術力は世界一と言っていいでしょう。世界シェアの7〜8割を占めると言われています。その世界販売戦略に、私も微力ながら協力をさせてもらっています。私の検査件数も世界一です。世界一になればあらゆる面で有利になるのは、スマートフォンのアップルやコンピューターソフトウェアの

マイクロソフトの例を見ても明らかです。

世界一になることは私の目標の一つですが、全部ではありません。無我夢中になること、なれるテーマを見つけて精一杯の力を注ぐことこそが大切なのです。無我夢中になれる時間が長ければ長いほど、人生は充実し、面白くなります。

昭和の時代に、「猛烈社員」「企業戦士」という言葉が流行《はや》りました。今ではソッポを向かれるでしょうが、当時会社のために家庭を顧《かえり》みず働いた社員が、日本経済を世界水準に押し上げたことは間違いないところです。

今の人に同じ生き方は求められませんが、自分のためにならどうでしょうか。自分の人生を充実させるために無我夢中になる、なれるものを求めることならできるはずです。

私は陥凹型がんを探し出し、それを確実に診断するために拡大内視鏡を開発し、患者さんの命を救うために内視鏡の開発と技術を極めようと無我夢中でやってきました。その道はまだ半ばですが、目標を持って探したからこそ、陥凹型がんは私の目の前に現れてくれたのです。見たいと思わなければ見ることはできません。

パナソニックの創業者である松下幸之助さん（1894〜1989）は、「社長になりたいと思った人しか社長になれない」と、社員を鼓舞したと聞いています。

私は自分自身を鼓舞しながら、過去に誰もやっていないことに挑み続けてきました。これは何も私に限ったことではありません。さまざまな分野で、プロフェッショナルと言われる人はどんなに成功しても挑戦をやめません。

「さまざまなことに挑戦して、実際に体験してみる努力を怠ってはならない」のです。

たとえば人間国宝の観世流能楽師の野村四郎さんは、「体のレーダーを鍛えています。向上心や好奇心が大事です」と、夏目漱石の作品を題材にしたり、能で「ロミオとジュリエット」を演じたり、人間国宝という大変名誉ある地位にありながら新しいことに挑戦を続けています。年齢のことを申し上げては恐縮ですが、80歳という御年ながらまるで青年のような若々しさを持っていらっしゃいます。このような方こそ、真のはみ出し者であり、プロフェッショナルと言えるでしょう。

私の内視鏡診断の挿入時間は、平均3分です。「速さを競うものではないだろう」と思われるかもしれませんが、挿入時間の短縮は患者さんの苦痛を最小限に抑えるために不可欠なことなのです。加えて、私の検査・治療を待つ患者さんが毎日、数多く訪れます。そのご要望に応えるには、1人の患者さんに要する時間をできるだけ短くしなければなりません。

平均3分という挿入時間は恐らく世界一かもしれませんが、これは患者さんのニーズに応えるために試行錯誤した結果、到達した記録にすぎないと言えます。ただ、平均3分を実現するためには常時1~2分で挿入し、かつ、カメラを操作する手が反射的に動くようにならなければなりません。著名なピアニストやバイオリニストの手や指の動きを見ていると、まるで本人の意思とは関わりなく勝手に動いているようです。その域に達しないとプロフェッショナルと呼ばれないのは、医学の世界でも同じです。

その能力を維持するために、脊髄《せきずい》反射や平滑筋《へいかつきん》の強化とトレーニングを欠かしません。

人気作家が1日筆を休めると、元のペースを取り戻すのに1カ月かかるという話を聞いたことがあります。プロフェッショナルである音楽家、芸人さん、スポーツ選手でも同じことが言えるのではないでしょうか。

忘れることはできなくても、赦すことはできる。

囲いの外には、数は少ないが力強い味方がいるものだ

まわりに味方がいないとき、ふと妥協したくなります。しかし、常に人が望むことに合わせるようになったら、人生の7割か8割は失われると言ってもいいでしょう。

私の場合は仕事に没頭することで、雑音をシャットアウトしました。今になってみると、たくさんの悪意と敵意に、「おかげさまで世界一の水準になれました」と御礼を申し上げたいくらいです。しかし当時は、やはり気持ちのいいものではありませんでした。

そんなとき私は、こんなふうに思ったものです。「100人の反対者がいても、日本の人口でいえば残りの1億2000万人は自分の味方だ」「100人のうち99人が反対者でも1人の味方がいれば十分だ」と。断言できるのは、囲いの中にいる人たちには1人の本当の味方を作るのも大変でしょうが、はみ出し者には必ずと言っていいほど力強い味方が現れるということです。私の内視鏡への道のりでも、最初は医師以外の人たち、そして外部の医師たちの協力とサポートがありました。さらには病院長が積極的に応援してくれるようになったのです。そのパターンは今の大学でも変わりません。理事長を始め、多くの人たちのサポートを受けています。

囲いの中から放たれる攻撃や批判、揶揄や皮肉は雑音にすぎません。「君のやり方は過激すぎて、現実感がないよ」という論評は、変化を求めるはみ出し者には論外です。現実を変えようとするのに、現実感など不要だからです。

「モナ・リザ」「最後の晩餐《ばんさん》」などで知られる天才画家レオナルド・ダ・ヴィンチ（1452〜1519）は、当時の芸術を縛っていた宗教的な制約や慣習を打ち破るような作品を次から次へと発表しますが、失敗を重ねます。新しい絵画に取り組むダ・ヴィンチに対する世の中の反感は、相当に強かったのでしょう。彼がようやく名声を得るのは、46歳のときに描いた、「最後の晩餐」によってです。本人は、「芸術家は時代に理解されない」と嘆いていたそうですが、今では、ダ・ヴィンチの作品は世界中の人々を魅了するようになりました。

天才であれば嘆くのも悪くないでしょうが、私は最近、どのような批判、悪口に対しても、「おかげさまで」で応えるくらいで、ちょうどいいと思うようになりました。いったん受け入れてしまえば、もうこちらのものです。そして、赦《ゆる》すことです。私たちは弱さと過ちで作られているような存在ですから、それを赦し合うしかありません。

私は2010年、世界で初めて心臓移植を実施した南アフリカの病院に招かれ、内視鏡診断・治療の講演を行なったことがあります。ちょうどサッカーのワールドカップが開かれていた時期で、日本代表とカメルーンの試合を観戦する機会に恵まれ、本田圭佑《けいすけ》選手のゴールを目の前で見て、大感激したことを今でも思い出します。日本人サポーターを圧倒するカメルーンサポーターと子どもたちには、少々申し訳ないという気分でしたが。

その南アフリカで、政府のアパルトヘイト政策と闘い、27年の投獄生活にも屈しなかったネルソン・マンデラ（1918〜2013）は言っています。

「忘れることはできなくても、赦すことはできる」

「弱い心では赦すことができない。心が強くなってこそ赦すことができる」

こちらが赦せば、その心は先方にも伝わります。相手が完全な敵にならないように心がけることは、はみ出し者といえども必要でしょう。

心が強い人は、間違いを犯せば謝ることをいといませんし、赦しを乞うこともためらいません。強情を張ったり人の悪口で溜飲《りゅういん》を下げたり、報復を考えるようになったりしたら、それは心が弱くなっている証拠です。

出る杭が打たれるなら、打たれないほどに杭を突き出してしまえばいい。

信念がなければ夢も目標も、路傍の小石と同じ。打たれても負けない杭は、信念が作る

信念を変えず信念に殉じた人々の姿は、世の中のそこかしこにいる「はみ出し者」の心を励ましてくれます。「自分が素晴らしいと思ったことを続けることだけが、本当の満足感を得る唯一の方法だ」と、アップル社の共同創業者であるスティーブ・ジョブズ（1955〜2011）が言っています。

特に社会が激しく揺れ動く中では、信念を全うした人たちこそが光を放つようです。たとえば幕末の吉田松陰や坂本龍馬、勝海舟の生き方は、今でも日本人の心に受け継がれているはずです。坂本龍馬は変化を求めましたが、求める前に龍馬自身も変わりました。土佐藩を脱藩して各地を放浪しながら情勢を検分し、亀山社中《かめやましゃちゅう》という「貿易結社」を立ち上げています。脱藩藩士として疎まれながら、一方でその杭《くい》をどんどん突き出して、誰も手出しができなくするあたりは痛快そのものです。土佐藩ですら、最後は龍馬の行動力や政治力に頼るようになるのですから。土佐のはみ出し者が突き出した杭によって、明治維新のキーパーソンになっていくのです。幕臣の勝海舟とも親交を結びますが、海舟もまた幕府という旧秩序からのはみ出し者と言っていいでしょう。松陰と龍馬、海舟の絆はお互いの強い信念によって強まり、さらに大きな円を描くようになるのです。

当時、龍馬と同じ土佐の地に、アメリカ帰りのジョン万次郎がいたのも大きな影響を与えたのではないかと、私は思っています。

2017年1月、龍馬が「新国家」樹立に向けていろいろと動き回っている様子が分かる直筆の手紙が発見されたと高知県が記者会見で発表し、話題になりました。それにしても龍馬のすごさは、新国家を担《にな》う人材として自分を除外していることです。「功成り名遂げる」意識がなく、心底から、ひたすら「日本を洗濯する」礎《いしずえ》になればいいと考えていたのでしょう。

吉田松陰が立ち上げた「松下村塾」も、明治維新の礎となった人材を輩出しました。松陰は29歳で亡くなりましたが、多くの名言を残してくれています。以下の言葉を目にすると、松陰は今の時代に生まれても類《たぐ》い稀《まれ》な指導者になったのではないかと思えてなりません。

「夢なき者に理想なし、理想なき者に計画なし、計画なき者に実行なし、実行なき者に成功なし、故に、夢なき者に成功なし」

思わず頭が下がる名言です。

松陰がすごいのは、勉強したい者は身分にかかわらず塾に迎え入れたことです。その教え方の基本は、「知行合一《ちこうごういつ》」です。本当の知は行動を伴わなければならないという教えに、多くの若者が鼓舞されました。しかも、止《とど》めを刺すように、「諸君、狂いたまえ」というメッセージを放つのです。確かに、狂ったように取り組まなければ成就できないものがあります。

絶壁の岩の間に咲く花は、太陽の光をひとり占めできる。

はみ出し者は、自分をはみ出し者とは思っていない。だから、はみ出し者なのだけれど

はみ出し者は、時に変人扱いされます。

相対性理論で有名なアルベルト・アインシュタインは靴下を履かなかったそうですが、その理由をこう述べています。

「私が若かった頃、靴下の穴からいつも足の親指がはみ出していた。それで靴下を履くのを止《や》めたんだ」

アインシュタインこそ天才にして変人ですが、それが靴下を履かない理由だとしたら、凡人に理解はされないことでしょう。思わず首を傾《かし》げたくなりますが、アインシュタインだけでなく天才は変人であり、はみ出し者だということでしょうか。

私は昭和大学横浜市北部病院での仕事の他に、いくつかのクリニックで内視鏡診断・治療を行なっています。秋田のクリニックにはそう頻繁《ひんぱん》に行けませんが、私を待ってくれている患者さんの数は半端《はんぱ》ではありません。内視鏡室は8つあって、1人終われば隣へ、そしてまた隣へと移動し、8人終わったら最初の部屋に戻ります。外来も同じで部屋が3つあり、私自身がぐるぐる回る。呼ばれた患者さんは、どの部屋にも私がいるのでびっくりします。そこまでやらないと、診察や診療が追いつかないのです。1人でも多くの患者さんに接して学びながら、患者さんに貢献したいという気持ちから行なっていたものですが、ある医療関係者がそんな姿を見て、「そこまでやりますか。変わっていますねぇ」とつぶやいたことがあります。

このやり方は秋田赤十字病院時代から効率のいい方法として行なっていたものです。はみ出し者として生かされている者の義務だと思いますが、確かに時折、そんな自分の姿を思い浮かべて噴き出したくなることもあります。

そんな私を励ましてくれたのが、塚谷《つかや》裕一《ひろかず》さん（植物学者）の以下のような草花論です。要約して記します。

広々した野原は植物にとって良い環境に見えますが、みんなに良ければそれだけ厳しい競争があるわけで、光を受け止めるために少しでも早く上へ上へと茎を伸ばしていかなければなりません。競争相手が多いわけですから、少しの油断もできないという過酷な環境です。

それに対し岩場など土壌の悪いところで咲く花は、隙間は狭いけれどいったん生えたら光は取り放題ですから、無理に伸びる必要はありません。同じナズナでも隙間ならまわりがガッチリ固められているので、素直にすっくと伸びた立ち姿になるというわけです。

はみ出し者とは、いわば狭い隙間に咲く花と言っていいかもしれません。競争相手も少ないので、むしろ凜《りん》と伸びていけるはずです。競争相手がいないのですから、あとは自らの良心と情熱との戦いです。

人生は自分探しが目的ではなく、自分を創造する旅。好奇心はその旅の良き伴侶となる。

はみ出し者の持つ熱狂的な好奇心こそが、新しい時代を創る

アーネスト・ヘミングウェイ（1899〜1961）は、行動派の米国人作家と言っていいでしょう。『老人と海』『武器よさらば』など、日本人も愛読する数多くの名作を残しています。第一次大戦やスペイン内戦に積極的に関わり、連合軍のノルマンディー作戦に随行、さらにフランスのレジスタンス組織に入り反ナチ運動にも従事します。まさに好奇心のおもむくまま、危険を顧みずにその渦中に飛び込んでいった自由人でした。

ヘミングウェイが晩年に暮らしたのが、米国本土の鼻先に生まれた社会主義国家キューバの首都ハバナでした。西側諸国によって経済封鎖されたキューバに暮らす文豪に、米国民は相当に苛立《いらだ》ったに違いありません。

キューバ革命の指導者で、その後国をリードしたカストロ議長（当時）は大腸を患ったことがあります。私は2010年、カストロ議長の医師団に招かれ、首都のハバナで講演を行ないました。日本も経済封鎖に参加していて、日本人がほとんど訪れることのない国だけに、「そんなところに行く必要はないだろう。政府に睨《にら》まれるよ」といった忠告も受けました。しかし、医療に国境はありません。何よりその内情がよく分からない国の本当の姿を、この目で見てみたいという好奇心が、すべてに勝《まさ》ったのです。

その後、キューバ医師団も私が勤務する昭和大学横浜市北部病院に勉強に来ました。

自分の目で見たものが、一番信用できる

同じように経済封鎖されていたリビアも訪れたことがあります。当時、カダフィ大佐（1942～2011）は、国を一種の鎖国状態に置いていました。そのカダフィの医師団に招待され、当地に2回出向いたことがあります。その理由もまた、キューバと同じで

した。西側諸国の政府に忌《い》み嫌われているカダフィとは、どんな人物なのだろう。鎖国された国の市民たちは、一体どんな生活をしているのだろうという好奇心が私を駆り立てました。いったん好奇心に取りつかれると、歯止めがきかなくなってしまうのです。

私は招待されれば、世界中どんな場所にでも可能な限り出かけて患者さんを診断し、若い医師を指導することにしています。過去、60カ国以上訪れましたが、その経験はとても重要だと考えています。どんなところに行っても、はっと驚くことが数多くあるからです。特にさまざまな状況で医療活動を行なっている人たちを見ると、感心するとともに、励まされたりもするのです。

私がリビアの医学団体から招かれて訪れたとき、意外な人物と会いました。以前から親交のある米国ミシガン大学の女性教授で、米国内視鏡学会の会長を務めていましたので、その学会に顔を見せるのは不思議でも何でもないのですが、それにしても敵地のような国に単身、乗り込んできたわけです。彼女も私を見て、びっくりしたようです。当時のリビアは世界中、特に米国から敵視されていましたし、それだけに外国人の安全が保証されているわけではなかったからです。

それにしても米国の知的女性は、強い意志と大きな勇気を持っているものだと、ほとほと感心させられました。日本人なら、わざわざこんな危険な場所には来ないだろうと思っていたところ、閑散としたある観光地で十数人の日本人観光客と出会ったのです。ほとんどが60歳前後の女性グループでした。声をかけると、「これからリビア砂漠でテント生活を楽しむ」と、嬉しそうに答えてくれました。

アインシュタインは、好奇心を「神聖なもの」とまで言っていますが、まったく同感です。好奇心は、実に多くの知識を私に与えてくれます。知識は偏見や差別を戒める力を持っていることも知りました。ゲーテも多くの国に旅行し、その見聞は作品に大きな影響を与えたと言われています。

私たちは、「あれ、これはどうなっているの?」と疑問を持つことがあります。これが好奇心のスタートです。疑問を解決するために行動に出ます。私にとってはそれが研究活動でした。あきらめずに続ける行動が、「私」の今を創造し、未来を切り開く原動力になったのだと思います。

知は机上ではなく、現場にあり

新潟大学時代、私は外科医の道を追究していくのか、内視鏡診断・治療を極めていくのか思い悩んだ時期がありました。人は人生に何度か、究極の選択を迫られることがあるものです。そのとき、的確な助言をしてくれる人がいるかどうかが非常に大きなポイントになります。

私の場合、ある先生が次のようなアドバイスをしてくれました。

「君は手術も内視鏡もうまい。しかし、いつまでも両天秤《てんびん》はできない。どちらをやっているほうが嬉しいのか、自分で判断すべきだ」

私はその言葉を受けて、手術と内視鏡の現場にいるときの自分の心情を考えてみました。将来や院内の立場のことなどを脇に置いて、まったく単純に、「どちらの現場が嬉しいか」と自問自答を繰り返しました。その答えは、「内視鏡」でした。

内視鏡の分野はまだまだ発展の余地があります。今は私がその先頭に立っていますが、あとに続く医師も増えています。そのような人たちに、私は訴えたいと思います。

新しい知恵は常に現場にある、ということです。内視鏡技術の正しい理屈を知れば、やればやるほど上達し、専門的な知恵もさらに上乗せされるものなのです。

やるべきことはすべて、直感が教えてくれる。

アインシュタインは直感の天才でもあった

好奇心は理屈で説明できるものではありませんが、直感もまたなかなかの曲者《くせもの》です。毎日を目的もなく過ごしていては、残念ながら直感が働くことはないからです。ビジネスの法則の一つに、「忙しい人に、いい仕事が集中する」というものがあるそうです。忙しい人はたいていの場合、いい仕事をしているものです。いい仕事を忙しくこなしている人のオーラのようなものが、依頼者の直感を刺激するのかもしれません。

アインシュタインは、研究に関しては驚くべき忍耐力の持ち主でした。「近代物理学の父」と呼ばれるほどの科学者が、こんなことを言っています。

「理詰めに物ごとを考えることによって、新しい発見をしたことは、私には一度もない」

アインシュタインの研究の端緒は、心の奥底からわき起こってくる直感にあったように思います。彼は直感で得たものを軽視せず、それを信じて何度も実験し確かめようとしたのでしょう。もちろん、あふれるような好奇心を携えていたはずです。

血のにじむような研鑽《けんさん》を重ね、凡人とは桁《けた》違いの理論で武装した天才が直感の重要性を語っていることに、私は強い興味を惹《ひ》かれます。確かに事実やデータをどんなに積み重ねても、真理にたどり着けるというわけではありません。

私自身、約40年間にわたり症例を積み重ねてきました。一つひとつの症例が教えてくれたことが、直感とヒラメキにつながっていくのです。

この直感が曲者です。あるとき突然向こうからやってくるものではなく、高い授業料を払った経験と、指で岩をかきむしるような努力と、周囲を敵に回すような偏執的とも言える好奇心を持つ人たちだけに与えられるプレゼントであるからです。

出来上がったルールに従うのではなく、自分の判断を信じる。

「青信号は進め」と誰が決めたの？

古今東西、社会のルールは常に変遷しています。ルールが１００年も２００年も変わらないなどということはあり得ません。なぜなら社会のルールは神が作った絶対的な決め事ではなく、人間が作ったものだからです。

ルールは社会の「秩序」を保つために作られますが、それを作るのはたいていの場合、支配者の権限です。もちろん、多数決で決まるような場合もあるでしょうが、それはあくまでも例外でしょう。

以前、「赤信号、みんなで渡れば恐くない」という流行語がありました。日本では、「青信号が進め、赤信号が止まれ」は皆が認めるルールですが、世界中、特にフランスやイタリアでは、信号なんて一つの目安でしかありません。歩行者が大丈夫だと判断すれば、渡るのが当たり前なのです。踏み切りでも、いちいち一時停止するような車を見かけたことがありません。私はこれらをもって、「無秩序で、だらしない」とは思いませんでした。自分の目で確かめて判断し、それを行動に移す。実に合理的だと思います。しかし日本でこんなことをすればまわりのヒンシュクを買い、警察官から注意を受けることでしょう。欧米ではルールは自分で作るものであり、上から強いられるものではないという意識が強いのかもしれません。その考えこそ、とても重要です。

私のこれまでの医師人生では、信念にもとづいて多くのルールをはみ出したことで、内視鏡の研究を進めることができました。これからも研究を進めるためであれば、ルールを破ることをためらいません。今後は進歩を支えるようなルール作りにも努めたいとは思いますが、どのようなルールも堅固で保守的なものですから、ルールを破る機会のほうが圧倒的に多くなると思います。新しい発見そのものが、常にルール破りだからです。

「まだ、やらなければいけないのか」と「まだ、やることができるのか」のどちらを選ぶかで、人生の景色は変わる。

好きな仕事を追い求めることが、成功への道

数少ない休日に、唯一の趣味であるゴルフに興じることがあります。私の場合、仕事の都合上、ゴルフに行く機会がたっぷりとあるわけではないので、日の長い季節であれば、最後の18ホールになると、もう9ホール回らないかと同伴のメンバーに提案することもしばしばです。

このように、モチベーションに差があると、結果はその差以上のものになります。

これは、仕事でも同様ではないでしょうか。ちょっと変な言い方ですが、あなたにとって仕事は権利でしょうか、それとも義務でしょうか。たとえば若手の外科医の場合、優秀であればあるほど、できるだけ手術を体験したいと願うものです。体験に勝る勉強はありませんので、若いうちであれば、その願いは至極真っ当だと言えるでしょう。彼にとって仕事は、権利になるということです。

反対に、受付時間を過ぎてやってきた患者さんを絶対に診《み》ないという医師も中にはいます。それがルールですから責めることはできませんが、「患者さんも忙しい時間を縫って来院したのだろう」と少し想像力を働かせれば、無下《むげ》に断ることはしないものです。少なくとも私であれば、その患者さんの診断なり治療なりを断ることはしません。

心の底からやりたいと思わない、義務としか考えられない仕事であるなら、それが何であってもいったんは身を退《ひ》いて、自分がそれを権利と思えるような仕事を探したほうがいいと思います。「好きなことを仕事にすれば、一生働かなくてすむ」と孔子が言っていますし、フランスの作家スタンダール（1783～1842）は、「天職とは、自分の情熱を職業にすることだ」と、自らそのような生き方を実践してみせました。

大手製薬会社で国際プロダクトマネジャーをやっていた知り合いは、こんなことを言っていました。

「アメリカ赴任中のことですが、取引先の部長とビジネスの話をするときにはワインを飲む機会が多いですね。回数を重ねればビジネスだけでなく、お互いの家族のことも話題にのぼるようになります。米国人はいかにもビジネスライクのように見えて、ビジネスでも人と人の関係を大切にします。特に家族の話は好きなような気がしますね」

彼は帰国後も、部長とその家族とクリスマスカードの交換を欠かさなかったと言います。

「今では、この仕事が天職と思っています。ですから公私混同も、まったく面倒ではありませんでした」

新たな赴任先となった中国にその部長も赴任してきて、お互いに便宜を図り合い、それぞれに業績を上げたそうです。

私の秋田時代にも現在の昭和大学においても、若い医師たちの学問上の問題意識やプライベートの問題について、酒席でよく議論をしたものです。その中から、今では30人近くが教授や部長などに昇進していますが、活躍している彼らの姿を見ることはとても嬉しいものです。

人生は自分探しではなく、なりたい自分を貫く旅

この第一章は〝はみ出すことのすすめ〟です。医学の世界での私の出発点は〝はみ出し〟でした。当時の学界を席巻《せっけん》していた欧米流の学問、世界標準。それらに従っていた日本の学界。それとの闘いは、私を否応《いやおう》なく〝はみ出し者〟にさせました。もちろん、自分が見つけた真理を曲げて、権威に媚《こ》びるようなことを潔しとはしませんでした。だから、あえてはみ出したのです。

ところで最近の若者の間には、〝自分探し〟が流行しています。世の中が閉塞《へいそく》状況にある今、なかなか思う通りに自分の立ち位置を見つけることは容易ではないでしょう。しかしそこで、足踏みしないでください。

ひとこと、述べておきたいことがあります。「人生は自分探しのためにあるのではなく、自分自身を築き上げていくためにあるのだ」ということです。やりたいこと、なりたい自分を探してその道を直進することです。まずは現在の場で一所懸命考え、何が真実かのヒラメキを得ることです。

『森の生活』を著した米国人作家ヘンリー・ソロー（1817~1862）は、何年かに

わたる自然と森との対話の中で思考を深め、「自分のやるべきことを決めていくために、よく読書し、広く考える」「自分の主体性を保ち、責任を持ち、やりたいこと、やるべきことをやっていこう」と訴えています。そして、「人類史上の進歩のほとんどは、〝不可能〟を受け入れなかった人々によって達成された」（ビル・ゲイツ）のです。そのためには、主体性を持って〝はみ出す〟ことこそ求められます。また、権威にいたずらに媚びないこと、このスピリットは大事にすべきです。これは、サイエンティストとして最も大切なことだと、私も常に自戒しているところです。

私に医学の業績というものがあるとすれば、このスピリットに支えられたものだと断言することができます。

若いうちに、現場での「実践的な知恵」を身に付けておけば、その後の人生の大きな武器となります。実践的な知恵とは土台であり基本になるものですから、いくらでも応用可能だからです。これは医療に限らず、すべての仕事に共通することです。

製薬会社の営業担当者が、「会社が用意したマニュアルでは分からないことも、現場に立つことで実践的なノウハウとなっていきますね。特にドクターとのコミュニケーションでは、『間の取り方』を覚えました。語りすぎてはいけないが、聞き役に徹してもいけない。そのどちらも上手にやるためには、不断の勉強が必要であることも思い知りました」と、私に言ったことがあります。その素直な物言いには、どこか突き抜けた自信のようなものが感じられて好感を持ったものです。

「現場には、知恵も情報も落ちている」ということでは、医師の世界と共通しています。

私は今も、内視鏡という現場にいることが大好きです。手技が半歩でも一歩でも進歩することが実感できるからです。デスクの前でパソコンをのぞき込んでばかりいては、資料や書類の整理ばかりしていては、せっかくのチャンスを逃してしまいます。

さあ、デスクを離れて、現場に向かいましょう。

現場に精一杯のエネルギーを注ぎ続け、自分の力で新しい展開を手につかむのです。

何でも成功する人は、動き続けているものです。間違いを犯すことがあっても、動いている人は大やけどを負いません。立ち止まっているから、火の粉を体中に浴びることになるのです。

私などは追いかけてくる火の粉より前に出ることを目ざし、追いついた火の粉を払い除《の》けながら進んできました。その陣地になったのが、医療の現場そのものでした。

第一章のまとめ

○はみ出し者は、失敗するリスクを恐れません。

○失敗が生み出すものを知っているからです。

○今日は明日への投資のときだと自覚しているからです。

○手に負えないなと思ったものを見つけ、それに挑戦する勇気を持ったとき、プロフェッショナルへの道を一歩、踏み出すことになります。

第二章

錆びつく人生より、擦り切れる人生のほうがいい

プロフェッショナルとは
信念と情熱が擦り切れるほどに
地味でも同じことを繰り返し、
目標に立ち向かう人のことだ。

どんな仕事でも、プロフェッショナルを目ざす人だけがプロフェッショナルになれる。

人生は消費するのでなく、自由に活用するものだ

別にプロフェッショナルやエキスパートになろうとは思わない、平凡な人生で構わないと主張する人もいるでしょう。もちろんそれはそれで結構なのですが、目標という羅針盤《らしんばん》を持っていないと、人生という船は大海をさまよい、平凡な生活さえ手に入れることが難しくなるというのが、70年生きてきた私の実感です。

私が本書で語るプロフェッショナルとは、特別な才能を持って活躍する人たちだけを指

すのではありません。私自身、プロフェッショナルであると自負はしていますが、何も特別なことをやってきたわけではないのです。陥凹型《かんおう》がんを見つけるために、寝食を忘れて内視鏡検査を行ない、それをもとに深く考察を続けたにすぎず、それはどんな医師でも挑むことのできる研究活動と言えるでしょう。ただ、目標を持って研究を粘り強く継続したことによって拡大内視鏡を開発し、世界一の内視鏡治療をこなすことで、私はプロフェッショナルになれたのです。しかし、今もなお私は旅の途中にあります。これからもAI自動診断のシステムを確立し、病理診断のいらない内視鏡診断に立ち向かわなければならないからです。

人生を消費するのではなく、活用してください。活用していないと人生が錆《さ》びついてしまうからです。社会派推理作家の松本清張《まつもとせいちょう》さん（1909〜1992）は高等小学校を卒業したのち、印刷工などさまざまな職業を経て、43歳でプロの作家としてデビューしています。作家になるという目標があったからこそ、苦しい生活の中でも心が錆びつかなかったのでしょう。デビュー後は次から次へと作品を発表し、その素晴らしい才能を擦《す》り切れるほど発揮しました。

40歳を過ぎてからデビューした作家としては藤沢周平さん（1927〜1997）、阿《あ》刀田高《とうだたかし》さん（1935～）、新田次郎《にったじろう》さん（1912～1980）などがいますが、皆さん目標を失わなかった人たちなのでしょう。アインシュタインも同じような人種です。世の中で時代を変えるような仕事を成しとげたのは皆、才能と夢を継続させた人たちなのです。

若さそのものが才能だが、積み上げた体験はいくつになっても武器となる

プロフェッショナルを目ざすのに、年齢制限はありません。米国の成功哲学の祖と言われるナポレオン・ヒルが2万5000人の成功者を分析した結果、「40歳以前に成功した人はほとんどいない」ことが分かりました（『成功哲学』）。40歳を超えてからがチャンスとも言えるわけです。

残念ながら、日本社会は、一度失敗した人の再チャレンジには厳しいところがあります。その点、やはり米国には挑戦者を応援する文化がしっかりと根付いているようです。

ケンタッキーフライドチキンのカーネル・サンダース（1890～1980）は、さまざまな職業を経験、会社経営にも失敗したのちに、なんと65歳で創業を果たしました。彼

はその体験にもとづいたたくさんの名言を残しましたが、とても参考になります。

「人間は働きすぎて駄目になるより、休みすぎて錆びつき、駄目になるほうがずっと多い」

「あきらめて失速しない限り、実はまったく新しい人生をそこから築くことが可能なのです」

「いくつになったって、自分の人生をより価値あるものにするために努力をするべきだ。何の問題も起こらない人生が、素晴らしい人生であるわけがないのだから」

年齢は、言い訳にはならないということなのでしょう。

私の本格的な医療・研究活動も30歳くらいから始まっていますが、多くの失敗を重ねたことも事実です。しかしその失敗を糧《かて》にして、大きな成果を得ることもできたのです。

若いうちの失敗など、かすり傷みたいなものです。放っておいても自然に傷口は治りますし、治れば傷を負う前より皮膚は強くなっているものですから、失敗を恐れることはありません。

時々、自分でも不思議に思うのですが、挑戦を続けていくことにより、勝負どころのコツが自然と身に付いたようです。勝負では勝敗を分ける分岐点のようなものがあり、それを的確に捉《とら》えて、「今こそ打って出るときだ！」と決断する力が必要になります。遅きに失した決断は、負け戦《いくさ》につながるだけです。

このような力を持つことができたのも、失敗を含めた体験の積み重ねと知恵があるからに違いありません。失敗したときこそ、人は深く考えるものです。深く考えて同じ失敗を繰り返さないと決心することができれば、勝負のときが直感的に分かるようになれます。

勝負を続ける情熱を失わないのは、最大の力にもなることでしょう。

現実に振り回されていると、現実を超えることは永遠にできない。

一番を目ざせば、目の前の常識は邪魔になる

プロフェッショナルは、決して現実に満足しません。過去の実績は未来への投資であり、新しい何かを生み出す未来そのものではないことを知っているからです。私は100倍の拡大内視鏡の開発を終えたあと、次は500倍のレンズの開発を目標としました。幸い、優秀なレンズ技術者を擁するオリンパスの協力を得て、500倍という画期的な倍率のレンズの実現に成功することができたのです。500倍のレンズですと、その場で腫瘍が良

性か悪性かの病理診断ができるだけでなく、がん細胞の微細な動きまで捉えることができるなど、その威力にはものすごいものがあります。

１００倍のレンズでもがん細胞の構造の異型が分かり、より正確な診断・治療は行なうことができますが、私はそれで満足ができませんでした。細胞や核まで見える５００倍の内視鏡臨床実験を経て、実用化をどうしても実現したかったのです。40年余りの年月はかかりましたが、今ようやく実現するに至ったわけです。

診断・治療技術にしても同じで、患者さんの体に負担をかけないためには痛みを最小限に抑え、できるだけ早く治療を終えることが必要です。私は世界の内視鏡医の中で、一番の技術を身に付けようという夢を持って過ごしてきましたし、これからも継続するでしょう。

現実に安住したら終わりです。５００倍のレンズを開発するためのコスト、開発にあたる人材、私がサポートできる時間的な制約などを考えているうちに、「当面は、今のままでいいのではないか」という現実主義が頭をもたげてきます。それに負けては、何も生み出すことはできません。

私は今、新たなチャレンジに臨んでいます。それは私も含めたベテラン医師たちが診断した数万の内視鏡画像とその診断をＡＩ（人工知能）に覚え込ませることで、経験の浅い医師でも診断可能になる方法の開発です。ビッグデータを含め、これが実現されれば日本が世界をリードするようになります。政府も必要な基金を提供するなど、今のところは順調にいっています。

国や会社、さまざまな組織、あるいは家庭でも、新しい提案に対して、こんな言葉が突きつけられることが多いのではないでしょうか。

「現実に目を向けなさいよ」「少し、様子を見ようよ」

私にとっては大声で叫ばれる正義が耳障《みみざわ》りのように、小声でつぶやかれるもっともらしい言葉にもうんざりします。私は現実主義を拒否しました。

現実にばかり目を奪われる人は、永遠にプロフェッショナルにはなれません。

米国の発明家トーマス・エジソン（１８４７〜１９３１）の名言を紹介しましょう。

「ほとんどの人間が、もうこれ以上アイデアを考えるのは不可能だというところまでいき、そこでやめてしまう。勝負はこれからだというのに」

継続は絶対的な力です。勝負をやめない人が、真のプロフェッショナルなのです。

夢を実現したければ、「現実主義」に屈してはいけない

現実主義ほど、タチの悪いものはありません。それは終点であり何も生み出さないからです。そして多くの場合、現実主義を盾にする人はビジョンや理想にあふれた提案をぶちこわす側にまわるからです。これ以上の進歩に対する妨害者はありません。

空想や妄想は現実離れしていますが、現実を超えるパワーを持っている分だけ、ずっとマシだと思います。

現実主義という言葉が、一般にどう定義づけられるかはここでは触れません。一般には官僚主義、社会主義的な行政システムが代表的なのでしょうが、私の言う現実主義とは現実に甘んじ、目の前の利益だけを求める常識的な考え方を指します。内視鏡医療の世界では今、これまで現実や常識を覆すような革命が進行しています。その一つが、前述した500倍のレンズを備えた内視鏡の登場です。同じく人工知能を利用した内視鏡診断技術(私たちが実施した何万例もの診断ビッグデータが基礎になっています)も然《しか》りです。がん治療についても画期的な医療が始まりました。双方とも、これまでの医療の現実に甘んじることなく、「もっと患者さんのために!」という医療従事者のビジョン、理想、熱意、

努力が支えています。時流に抗することなしに、自分で考えることの重要さは学べません。常識を疑う力を養うことが、今の時代には求められます。

私は、大きな夢を語るサイエンティストでありたいと願っていますが、実行に移す場合は人が驚くほどのリアリストでありたいとも思っているのです。どんな夢も実現させるためにあるものです。たとえば、私が求める内視鏡レンズのさらなる改善に二の足を踏む医療器具メーカーの背中を押すために、私が持つ特許の一部を譲り渡したことがあります。夢を実現するためには、自分も無傷ではいられません。それでも構わないというのが、私の「現実主義」なのです。

もう一つ、加えておきましょう。

どんな夢でも一人で見る夢は、夢で終わる可能性が高いということです。一方で、仲間と見る夢はいずれ現実となるものです。私は内視鏡診断・治療の世界的な第一人者と評されたりしますが、その道のりは決して、「単独行」ではありませんでした。常に仲間がいて、その仲間と集団を作り、集団の力を借りながら進んできました。

夢を抱き、それを実現するには正しい目標と理念を訴え、良き同志を作る必要がありま す。それらに裏打ちされた夢が、歴史を作っていくのだと信じています。

決断するときは直感のままに動く。運命はカードをシャッフルするが、勝負するのは自分。

人々が困っていることを見つけ出し、それを商品にするという平凡な営みが、非凡な成功を呼び込む

日本がまだ貧しかった頃、家庭では電気の供給口として1~2カ所しかありませんでしたので、コードを延長して離れた場所で電灯をつけたりするのが普通でした。そのため、家族で電気の奪い合いをする光景が日本中で繰り広げられたものです。

ある男性が薄暗い道を歩いていると、近くの家の中から兄弟らしい2人の子どもが争う

声が聞こえてきました。耳を澄ますと、どうやら電気の奪い合いらしい。そのとき男性の頭に、何かがひらめきました。「二股のソケットがあれば、争うこともなくなるではないか」と。日常のさりげない光景から直感力を働かせ、今となっては当たり前の器具の開発に結び付けたのです。この二股ソケットは、創業したばかりの松下電気器具製作所（のちの松下電器、現・パナソニック）のヒット商品になりました。その男性こそ、いうまでもなく創業者の松下幸之助さんです。

松下幸之助さんに、こんな言葉があります。

「難しいことはできても、平凡なことができないのは、本当の仕事をする姿ではない」

私はこの言葉に、プロフェッショナル経営者の真髄を見る気がします。

松下さんはその後、松下電器を世界的企業に成長させただけでなく、若い人材の教育や文化事業を進めるなど、世の中に貢献した代表的日本人の一人となりました。

直感による判断の結果は、すべて自分で負うことができる

もう一つ、携帯電話をめぐるエピソードを紹介します。

稲盛和夫さんは京都セラミック（現・京セラ）の創業者であり、電気通信事業の第二電

電（ＤＤＩ）を設立し、さらにＫＤＤＩを誕生させた先駆的な経営者です。

携帯電話がほとんど普及していなかった頃、京セラの若い技術社員たちが携帯電話の製造を企画していました。しかし上司は携帯電話の将来性に確信を持てなかったのか、なかなか首をタテに振りません。日本の企業ではよくある話でしょうが、業を煮やした社員たちは稲盛さんを東京駅の地下街で待ち伏せし、直談判に及びました。当時、京セラの東京支社が東京駅八重洲口近くにあり、京都に帰る稲盛さんがいつも地下街を通って新幹線に乗ることを、若い社員たちは知っていたのです。

企業の秩序という点で、上司の頭越しに社長に直訴した若手社員の行動は決して許されるものではないでしょう。しかし彼らは、携帯電話が一般電話に取って代わる未来を直感していたのです。いわば、「はみ出し者」として蛮勇をふるったわけですが、私はこのような行動を高く評価します。

上司を飛び越して談判にやってきた若手社員に、稲盛さんはびっくりしながらたずねたそうです。

「携帯電話の開発研究に、どのくらいのコストがかかるのかね」

若手社員たちは、部長クラスではとても裁可できないほどの金額を示しました。

それを聞いた稲盛さんはその場で、「やってみたまえ」と決断したというのですから、これもまた見事な直感力と言えるでしょう。

勇ましいばかりのやみくもな直感ではありません。松下さんにしても稲盛さんにしても創業者として幾多の修羅場をくぐり抜けてきた体験、知識に基づいた直感です。この直感が、両社を世界的なメーカーに育て上げたと言えます。

私の経験から言うと、どんなに卓抜した能力を持つ指導者がいても、チーム力がなければ力を発揮できません。松下さんも稲盛さんも、そのようなチーム力を築き上げたところが偉大なのだと思います。

私はどちらかと言うと理詰めで考えるタイプですが、診断や治療の際、何かを決断をするときには経験則に裏打ちされた直感に従います。理屈は堅固のようで、実は人の意見や思惑の影響を受けやすいところがあります。それだけに失敗をした場合、悔いが残るのが嫌《いや》なのです。しかし直感による判断であれば、すべてが自分の責任だと潔くあきらめることができ、それを財産にもできるからです。

アインシュタインは、こう言っています。

「間違いを犯したことのない人というのは、何も新しいことをしていない人のことだ」

遠くを見つめて、近くもおろそかにしない。どちらかに偏向すると、木偶《でく》の坊になってしまう。

反対者を諄々と諭して作った水門が、村人の命を守った

東北・秋田県出身の私にとって、２０１１年3月11日に起きた東日本大震災には大きな衝撃を受けました。それから6年が過ぎたというのに、復興と再生が遅々として進んでいないのが心配です。

私個人としては秋田県を中心とする東北の高校生に、医師になる希望を成就させる活動

を行なっています。

秋田県教育委員会から委嘱を受け、毎年私の母校である秋田高校で医学・医療に関する講演会を開催していますが、そのほかにも秋田県内の医学部進学を希望する高校生に、昭和大学横浜市北部病院で内視鏡検査を見学させて、医師を目ざすモチベーションアップの活動も行なっています。

その中から、数多くの医学部進学者が生まれました。

私が彼らに教えているのは、ただの一つと言っていいでしょう。

「確かで明確な目標と、誰にも負けない情熱を持ち、集中して成功するまで継続する」ことです。それはある意味で、「自分との戦い」です。この舞台から降りてしまえば、あとは舞台を見つめるだけの観客となってしまいます。

プロフェッショナルには、真実を深く考え、明確な目標を持ち、それを継続して粘り強く追究する人しかなれません。

悲惨な話が続出した東日本大震災の中で、救われるような気持ちにさせてくれるエピソードもありました。その一つが、大津波に襲われ多数の犠牲者を出した太平洋沿岸の市町村にあって、わずか1人の行方不明者で被害を食い止めた岩手県普代《ふだい》村のエピソードです。

被害を食い止めたのは、10期40年にわたって村長を務《つと》めた和村幸得《わむらこうとく》さん（1909～1997）が提唱し築いた、高さ15・5メートルの水門と防潮堤でした。津波はそれを乗り越えて浸入しましたが、勢いが削がれたことが幸いしたのです。

和村幸得さんは1933（昭和8）年、村で137人の犠牲者を出した昭和三陸地震の津波を体験したことから、防災対策に力を入れた村長でした。防潮堤と水門にかかる建設費用は36億円にのぼると知った村民や村議の反対に、和村さんは強引な議決を避け、反対する1人ひとりを説得して回りました。完成したのは防潮堤が1967年、水門が1984年のことです。年齢もあって村長を退任したときの挨拶は、政治のプロフェッショナルとしての気概にあふれています。

「確信を持って始めた仕事は、反対があっても説得してやりとげてください」

胸を打つメッセージではないでしょうか。遠くに戦略を見つめながら、足下では反対者への説得を試みる戦術性は、大いに参考になるものです。

擦り切れた分だけ、貴重な満足感を手にできる

私の医療の考え方は、哲学として「患者さんの命を助ける」、経営理念として「医学や

社会の進歩に貢献する」、志としては「地域医療の発展」を掲げ、遠くを見ながら、近くの問題を疎《おろそ》かにしないよう心がけています。しかし、戦略と戦術だけで経営がうまくいくはずがありません。和村村長が粘り強く説得したように、スタッフ1人ひとりの個性を尊重しながら、その内なる創造性を最大限に引き出して成功させることを目ざすのが、リーダーの務めだと思っています。私は支配者ではなく、指導者でありたいのです。

私は現在、私の医療現場に以下のような医療理念を掲げています。

「医療とは、患者さんのために存在する」「世界一の医療を提供する」「患者さんに驚きと感動を与える」「笑顔をモットーにする」の四条です。

これらの理念を実現するためには、私1人の力では到底無理です。医師もスタッフも常に、私とともに心を引き締めて行動してもらわなければなりません。

プロフェッショナルが良きリーダーになるとは限らないが、良きリーダーは間違いなくプロフェッショナルである。

個人プレーを引き立てるのはチームプレー。それを知っているのが一流のリーダー

ＮＨＫの「プロフェッショナル　仕事の流儀」には私も２度出演したことがありますが、毎回登場する方々の真摯《しんし》な姿にはいつも感銘を受けています。中には孤高のプロフェッショナルもいますが、多くはまわりにいる人たちを引っ張っていくリーダーの役割も果たしているように思います。

私も小さな組織のリーダー役を務める1人ですが、組織を率いるうえで重要な仕事は、「強烈なリーダーシップ」と「明確なビジョンとミッション」を持つことだと思っています。これがなければ、組織はただの烏合《うごう》の衆になってしまう恐れがあります。

リーダーの役割は、プロスポーツでも同じでしょう。サッカーチームの監督は戦術、人材の配置、対戦相手との駆け引き、勝負どころの決断など、大きな役割を果たさなければなりません。サッカー自体のこと、選手のこと、勝つためのあらゆることを真剣に考えるからこそ、チームは前進することができます。ファンもリーダーに多くのことを要求し、時には遠慮のない罵声《ばせい》を浴びせたりもします。それだけ、リーダーの役割が大きいのでしょう。

サッカーや野球であれば選手の数も限られているので、リーダー役を1人でこなすこともできるでしょうが、大きな組織ともなるとそうはいきません。心理学的には1人の人間が管理できる人数は7〜10人とも言われています。そこで野球でもサッカーでも、それ以上の集団をマネージメントするコーチなどの補佐役が存在します。

良きリーダーには、必ず良き補佐役（フォロワー）がいるものです。たとえば京セラの稲盛さんには、経理全体を任せられる補佐役がいたそうです。背後をしっかり固めたからこそ、稲盛さんは商品開発に没頭できたのです。

私は個性や個人の目標、考え方を尊重しますが、それを実現するには組織の力が必要です。プロ野球で、「チームバッティング」というプレーがあります。たとえば自分がアウトになることで走者を進めるバッティングなどを言いますが、チームがそれを評価する哲学を持っていなければ、その個人プレーは無駄になりますし、誰もやらなくなるでしょう。個人成績を優先してバットをブンブン振り回すようになれば、チームは崩壊します。野球やサッカーを知り尽くしている良きリーダーは、選手1人ひとりが役割をきちんと果たしているかどうかを見て、公平な評価を下せるプロフェッショナルでもあるのです。

私は、「桃李《とうり》もの言わざれども、下自《したおのずか》ら蹊《みち》を成す」（『史記』）が目標です。「桃やスモモは何も言わないが、美しい花や実の下に自然と人が集まり、道ができる」という意味ですが、その境地にはなかなかたどり着けないことも痛感しています。

私は現在、米国や欧州の内視鏡学会との交流を深めています。毎年、昭和大学のチームを引き連れてさまざまな発表や講演を行なったりしています。この書籍の原稿の一部は米国に滞在中にホテルの一室で執筆したものです。

米国ではハーバード大学や革新的な医療で名高いメイヨー・クリニックのほか、世界有数の医学部の先生たちと交流を続けています。日本にいては決して手に入らない貴重な情報を得られるだけに、海外の医学界との交流は貴重な体験になります。

もう一つ、私は若い医師たちに世界先端の医療技術を自分の目で見てほしいとも思っているのです。研究成果を英語で書くのではなく、実際に話すことも貴重な体験になるはずです。これらの体験を若いうちにどんどん積み重ねることで、プロフェッショナルとしての骨肉が出来上がることでしょう。

やはり、多くの良き仲間を持つことが大事です。良い仕事を続けていれば、良い仲間がまわりに自然に集まってきます。そして私は、私のもとで働く医師やスタッフには、それぞれの道で一流になってほしいと心から願っています。

頂上に立てば
それまで見えなかった景色が
目に飛び込んでくる

妥協すれば、頂上はどんどん遠くなる

日本のみならず世界を代表する霊峰富士山への登山客数は、毎夏20万人を超えるそうです。登山客が、雲海の彼方から昇ってくる太陽に思わず手を合わせる姿をニュースで見たことがあります。普段の生活では決して目にすることのない景色だけに、大きな感激を覚えるのでしょうね。

頂上への道は、頂上に近づけば近づくほど険しくなるのが普通です。「ここまででいい

や」と途中で引き返してしまえば、頂上に立って新しい景色を目にすることはできません。人生も同じです。誰もがそれぞれの頂上を目ざしながら、途中で妥協を重ねていくうちに道に迷い、道を失うことも少なくないのです。

もちろん人生は一筋縄にはいかないものですが、私は常に真理や正しさを中心に考え、生き方や医療・研究活動で妥協しないことを心がけてきました。妥協を強いられそうになったときには、「貫く！」「継続する！」という二つの言葉で自分を叱咤《しった》激励したものです。

私は医学界でブルーオーシャンを開拓し、新しい景色を随分と見続けてきたように思います。これからも患者さんのためのブルーオーシャンを追い続けていくつもりです。

駄目なリーダーは花に水をやるが、優れたリーダーは土に水をやる

どんな小さな組織でも、会社でいえば最小の課・係単位でも、リーダーになる人が最初から腰の折れたような目標を掲げていては、スタッフはそれ以下のレベルで甘んじることになるでしょう。その責任はスタッフではなく、経営者や責任者が負わなければなりません。

私が心がけているのは、「自分が居心地の悪い目標を、目の前に作り上げる」ことです。その目標をスタッフにも理解してもらい、手を携えて登っていく。組織でも個人でも、種をまかなければ木も育ちません。根を張る努力をせっせと続けるうちに自然と枝葉が茂り、いつしか立派な木になります。プロフェッショナルのリーダーとは、このような立派な木を育てることに専念するものなのでしょう。

園芸の専門家が、「花を育てるには花ではなく、土に水をやらなければならない」とアドバイスしていましたが、花に水をやることは人材の促成栽培を望むこと、土に水をやることは人材をじっくり育て上げることだと、私は理解しています。

私は若い医師たちにゲーテの言葉を借りて、「知っているもの、理解しているものだけを見るのではいけない。見えないものでも、何としても見るための工夫や努力を重ねなさい」と教えます。悩む弟子には、「自分と向き合い、悩み抜けばいい。内視鏡のプロになりたいなら、自分の中のかすかな成長を敏感に感じ取り、それをベースに一歩でもいいから前に進みなさい」「進む方向だけは間違わないように」とアドバイスしています。

決断するとは、他の選択肢を捨てること。

10分で結論が出なければ、10年経っても出ない

個人差はありますが、人は1日に2万回くらいの呼吸をしています。では1日に、何回くらいの選択や決断をしているのでしょうか。アメリカで2000人以上を対象にした調査では、一般的なビジネスマンが1日に下す決断の数は平均70件でした。CEO（最高経営責任者）は1週間に139件の職務に従事していますが、意思決定の50%は9分以内に行なわれていました。1時間以上費やしたのは、意思決定のうちの12

％にすぎません（ＮＨＫ「コロンビア白熱教室」、『選択の科学』シーナ・アイエンガー）。

決断力がないと言われる人は、意思決定に時間がかかるということです。おそらくその理由の一つは、選択肢が人より多すぎることです。

たとえば医師は、治療法や処方薬の選択を毎日のように行なっています。医師が迷っていては患者さんの生命に関わりますし、患者さんやスタッフも迷ってしまいます。あまりにも多くの選択肢を囲い込むと、選択が難しくなります。

私は大腸内視鏡検査・治療を平均３分で行ないますが、その場その場で治療法を即座に選択します。経験上、今では反射的に選択できるようになりましたが、検査時間を短くするのは患者さんの負担を軽くすることですし、１人でも多くの患者さんを診るためにはどうしても必要なのです。

右に行くか左に行くかという判断を求められる分かれ道は、常に目の前にあるものです。

私は常に、自分の経験と感性をもとに行動します。

赤信号だから立ち止まるという考えは持ちません。赤信号もどんどん変わり、青信号になるケースもあります。要は、無駄を省き、常に効率的な方策を模索して、自らも変化していくことです。

経験と感性に裏打ちされた「仮説」は、とても大切です。仮説があればこそ、新しい研究や治療法のスタートになるからです。

トップリーダーはそれを、自ら実践するとともに、部下や若い人にもアドバイスしなければなりません。

選択肢を横ではなく、縦に並べてみる

いくつもの選択肢が、目の前に広がる場合もあります。

皆さんが家電量販店に行ったとき、自分が欲しい商品の種類があまりに多いと、どれがいいかなと見て回っているうちに、どれもこれもが一長一短あるという結論に達し、何も買わずに帰ってくるということはありませんか。

選択肢はある程度、絞り込むという作業が必要なのです。意識して選択肢を横に並べる習慣をやめたらどうでしょう。物事を横ではなく、縦に並べてみるのです。これがプライオリティー（優先順位）を決めるということです。どうでもいいことまで横に並べて比べるから、迷いが生じます。経営の責任者が9分以内に決断を下せるのは、日頃から優先順位を重視し、どうでもいいことには見向きもしない訓練を積んでいるからです。問題は、

このプライオリティー自体を決められない人が多いことです。

そんなときこそ、「あなたはなぜ、そこにいるのか？」と、自分に問いかけてみましょう。そうすると、自分に大切なものがおぼろげであっても浮かんでくるはずです。そして、ここでも欲張りすぎないようにすることです。

私が秋田赤十字病院から昭和大学横浜市北部病院に移るとき、実は他の有名大学病院からもお誘いを受けていました。そこで私は自分に、「お前は何者だ。これから何をしたいのだ」と問いかけました。その結果、有名大学病院の教授という地位より、新興でも自分の夢を実現させてくれる可能性の高い大学病院を選ぶことにしたのです。

その選択の良し悪しの結論は今後を待たなければなりませんが、現在のところでは間違ってはいなかったようです。

好奇心に年齢制限はない。自分がやりたいことをやろうとすれば、さらなる好奇心が生まれる。

両手をポケットに入れていては、何も手にすることはできない

目標も夢も、想像力も決断力も、すべては好奇心から始まります。好奇心がなければ、何も生み出すことはできません。人が本当に老化するのは年齢ではなく、好奇心を失ったときとも言えます。人によっては、若い人のファッションを見て、「なんであんな格好をするのだろう」と関心を持つ人もいますし、日本人は一体どこから来たのだろうと、好奇

心の翼を古代に広げる人もいるでしょう。

私は開業医の家に生まれましたので、子どもの頃から、「医師になる」という思いがありました。しかし、シュバイツァーを始めとする医学者の伝記などは随分と読みましたが、世間から多少なりとも「プロフェッショナル」として認められる医師になりたいなどとも、またなれるとも考えていなかったように記憶しています。ですから、振り返って残念に思うのは、もっと早くに高い目標を立てて精進を積み重ねておけばよかったということです。

スポーツの世界でも、オリンピックで活躍している選手、プロ野球やJリーグの選手のほとんどが小学生時代から取り組んでいます。子どもの頃から将来を決めつけるのはよくないとする考え方は理解しますが、プロフェッショナルになるには平凡な暮らしを捨てる選択肢があってもいいと思います。もちろん、目標が定まらない段階では、いろいろなことをやってみることも大切です。

小学生ではありませんが、JSECによるコンテスト「高校生科学技術チャレンジ」（2016年）で表彰された高校生の研究成果と、その過程には感嘆させられました。たとえば、文部科学大臣賞を受賞した女子高生三人組は「オオアメンボの生態」について観察と実験を繰り返しました。科学技術政策担当大臣賞を受賞した女子高生二人組は、「シャボン玉の色変化」についての研究成果が高い評価を受けました。科学技術振興機構賞を受賞した女子高生は「人工光合成の研究」で成果をあげています。

いずれの高校生たちも、「どうしてこうなるの?」という好奇心からスタートし、仮説を立て、それを証明するために粘り強い実験と観察を繰り返しています。これはプロの研究者の姿勢とほぼ変わりません。

このような姿勢は、一朝一夕で成るものではないと思います。恐らく小学生時代、あるいはそれ以前から目の前のさまざまな現象に対し、「あれ?」という関心があったに違いありません。無意識のうちにまいていた種が、高校生になってから花開いたのだと想像します。

人生は偶然の連続とも言えますが、その偶然をいかに自分のために良い方向に導くかは、その人の知識レベルと決断力にかかっています。

書物や学問、経験で得た多くの知識や、勘など言葉にはできない暗黙知、そして現場で培われた実践知の量が、その人の判断力や勇気の源になります。偶然を力にするにはそのような能力が必要なのです。

本を開くとは、明日へのドアを開くこと。

生きるための知恵を授けてくれるのは、たった1冊の本かもしれない

全国の都道府県の平均寿命ランキングのトップの座は、男性女性とも寒冷地域の長野県が占めています。ちょっと意外な感じもしますが、その最大の理由は佐久総合病院の若月俊一《としかず》先生（1910~2006）が農村に出かけて医療活動を行なう「農村医学」を推進してきたことでしょう。その後も、諏訪中央病院を率いた今井澄《きよし》先生（故人）、鎌田實《みのる》

先生その他の先生方の地域医療の実践もありました。もちろん、優れた健康行政や健康や就業に対する県民意識の高さもありますが、あるとき長野県の病院関係者から面白いことを聞きました。高齢者が図書館を利用する割合が、全体の5割にも及ぶというのです。さすがに教育県として知られるだけのことはありますが、私のふるさとである秋田県は1割くらいですので、その比率の高さは驚異的と言っていいかもしれません。

エビデンス（根拠）はありませんが、「本を読むと寿命が延びる」という推測は成り立ちそうです。本は好奇心を満たすと同時に、視野をも広げてくれます。好奇心がどんどん別の分野にもつながっていき、毎日でも図書館に行きたくなる意欲が生まれ、毎日が楽しくなるという好循環が生まれていると考えられます。

秋田時代、私は多くの研修医に、「本を読め」と勧めていました。私自身、仕事柄国内外の移動が多く、いつも多くの本を持ち歩いて読んでいます。特に海外に行くときには、数十冊の本を必ず持っていきます。歴史、ノンフィクション、研究書などが移動時間の愛読書です。

人生はすべて実験です。実験の数は多いほどいいのです。自ら挑戦し経験して見つけた答えは、最初から誰かに教えてもらったものよりはるかに価値があります。しかし、その実験数にはおのずから限りがあるのも現実です。それを補うのが本であると、私は確信しています。本によって違う人生を体験することの大切さを、私は知っています。直接の体験を経なくても、過去に実際にあったことを知っているかどうかで、実際の現場での判断がまったく異なるものになります。読書で得たものは、大きな財産になってくれるのです。私は国際的な著名人の何人かと交流がありますが、例外なく大変な読書家ばかりです。

たとえば歴史小説を読めば、私をその時代に連れて行ってくれ、頭の中にその時代のイメージが築かれます。海外の書物からは、その国や人々の息遣いが聞こえてきます。その地に実際に行ってみると、理解度がまったく違います。哲学書の難しさと取り組みながら自分の考えと比べてみたり、名言をまとめた書籍には、思わず「そうだ」と手を打ったり、読書をしていると退屈することがまったくありません。しかも、そのすべてが私の知識となり擬似体験として蓄積され、好奇心と想像力の源泉になり、物ごとを選択する際の情報源にもなってくれるのですから、こんな有り難い話はないというものです。

前述した『森の生活』を書いたヘンリー・ソローは、今でも米国のリーダーたちにその思想が大きな影響を与えていますが、次のように言っています。

「人間で一番大切なのは、読書をすることである」

小泉今日子さんは、「最強」と言われたアイドルから映画、舞台で活躍する大女優に変身しましたが、『読売新聞』の読書委員を務めたこともある（2005年）ほどの読書好きです。小泉さんは本を肥料として、自分の生き方を選択してきたに違いありません。

新聞のインタビューで、「これまでは追い風の中を歩いてきた。これからは向かい風の中を歩いていきたい」と語っていました。その凛《りん》とした覚悟も、本が支えの一部になっているのでしょう。それに対しスマートフォンは、受動的です。自分で深く思考するという能動性に欠けると、私は思います。

スマートフォンをどれだけ使いこなしても、本を読まなければ、どんな分野でも一流にはなれません。

テレビを観ない
プロフェッショナルはいても、
本を読まないプロフェッショナルはいない。

読書から得る情報は一方通行ではない。
重層的に深く広がっていく

世界的に著名な経営者の多くは読書好きです。たとえばマイクロソフト創業者のビル・ゲイツは毎日、1時間以上の読書を習慣としているそうです。ソフトバンク創業者の孫正義さんは、15歳のときに読んだ司馬遼太郎さんの『竜馬がゆく』に感激、高校を中退して米国に留学するきっかけとなりました。その後、経営の大方針を決める際にも愛読書が大きな影響を与えたと言われています。

忙しさでは世界の上位にくるようなＩＴ関連企業の創業者が、本を読むことに精力を注いでいるのです。

Ｑ＆Ａ方式のインターネットサイトを立ち上げた会社の創業者に、私の知り合いの経済雑誌の記者が、「情報源は何ですか」と聞いたことがあるそうです。答えは、「書籍ですね」と意外なものでした。

「書籍は新聞よりも、もちろんネットよりも比較にならないほどの情報を提供してくれます。しかも本は、私に問いかけてくるのです。そこで自問自答を繰り返しているうちに、これまで考えたこともないようなアイデアが浮かんできたりします。情報が片側通行でも両側通行でもなく、思索を伴うことにより重層的になってくるんですね」

やはり一流の経営者は、本の比類なき効用というものを知っているようです。

読書はもちろん、経営者だけのものではありません。前述のように、書物はビジネスに必要なさまざまな力を授けてくれるツールだからです。実際、あるＩＴ企業は社内に図書館を設け、社員に「本を読む」ことを推奨しています。先見性のある経営者の英断と言えるでしょう（２０１６年10月31日『朝日新聞』夕刊参照）。

医師も本を読まなければなりません。なぜなら、患者さんの言葉から、「この人はどんな治療を望んでいるか」はもちろん、「私はどう診断し、治療すべきか」を考える想像する力が必要になりますが、その力は経験とともに本を読むことで養われるものだからです。小説でもノンフィクションでも、そこには自分と違う人物が動き回っていますし、経験したこともない「事件」も登場します。それらを「体験」することで、自分以外の人生に目を向けられるようになります。

医師は倫理観を問われる場合もあります。あくまでも一つのたとえですが、「右を選べば5人の患者さんの命が助かるが、そのためには左にいる1人の患者さんの命が奪われる」といった局面になったとき、普通の医師であればきっと迷います。答えはコンピューターもAI（人工知能）でも持っていません。こんなときに頼れるのは医師の人間力で、読書や実体験で培ったその医師の問題解決力なのです。

医療者の倫理、任務、患者の権利などをまとめた「ヒポクラテスの誓い」という「宣誓文」があります。

「自分の能力と判断に従って患者に利すると思う治療法を選択し、害と知る治療法を決して選択しない。生涯を純粋と神聖をもって貫き、医術を行なう」が骨子で、1948年の世界医師会総会で採決されたジュネーブ宣言です。米国では医師としてのスタートの際に、これを宣誓することになっています。

日本でも一部の大学が掲げている指針ですが、ほとんど知られていないのが現状です。

この宣誓文こそ、医師が実践すべき行動指針になると、私は確信しているのですが。

親ライオンは子どもに餌を与えず、自分で餌を取る術を教える。

すぐに役立つものは、すぐに役立たなくなってしまう

人が作ったものは大半が直線的ですが、神が創造したものは曲線的です。曲線のものは確かに使い勝手も効率も悪いかもしれませんが、心に安らぎを与えてくれる効用がありま す。芸術も無駄といえば無駄かもしれませんが、それがなくてはこの世はまったく味気ないものになるでしょう。

中国・戦国時代の思想家である荘子（紀元前4世紀頃）に、こんな言葉があります。

「人が歩く場合に、足の踏み場はわずかでもあれば足る。しかしそのまわりの踏みつけていない大地、無駄ともいえる余地があるからこそ、人は歩くことができる」

これは、「無用の用」を端的に説いた名言と言えるでしょう。

この名言の逆を行くような言葉が、私も体験したことのある「一夜漬け」です。試験前夜に頭に叩き込んだ知識は翌日の試験には有効ですが、試験が終わればどこかに消えてなくなってしまいます。しかし、一夜漬けも捨てたものではありませんが。

役立ちそうに見えて、結局は何の役にも立たない。「すぐに役立つものは、すぐに役立たなくなる」と言ったのは、慶應義塾の元塾長だった小泉信三さん（1888〜1966）です。大きな目標を、長い時間をかけてじっくり実現させたのが小泉信三さんです。私の場合は一夜漬けの連続だったような気もします。

一夜漬けは、集中力を最大限に高められるという利点があります。モチベーションを高くして集中力を高めると、「火事場のバカ力」を発揮できるようになります。私は非常に忙しい時期に、一流医学誌への論文を一晩で何本も書き上げたこともあります。集中力さえあれば、そして書く内容が明確になっていればそれも可能になるのです。

米国の大学では、「経済学」は教えても「経営学」は教えないそうです。「経営学」はすぐに役立ちすぎる、世の中に出て全体を見渡せる教養の一つである「経済学」のほうが大切だという理由からです。有名な技術系大学でも、すぐに役立つ先端科学技術は教えず、自ら開発する能力を高めることに主眼を置く教育方針を取っています。思考を育てるという教育法は、私も実践しているものです。

どんな仕事でも、世の中を見渡し将来を予測する能力を自分で育てていかないと、プロフェッショナルになれないどころか、置き去りにされてしまう恐れがあります。それぞれ個人がそのような力を持つことで、組織も強くなります。残念ながら、日本の医学界はチャレンジ精神に乏しく、世界でトップ集団を保つのが苦手です。幸い、内視鏡分野では機械メーカーの3社（オリンパス、富士フイルム、ペンタックス）が世界をリードしてきました。マラソンと同じで、常に先頭集団にいないとレースから落ちこぼれてしまうのです。そのために大切なのは、新しい情報に敏感になり、情報を分析することで物事を判断する知識を身に付け、真似事ではない自分流を追い求める能力が必要になってきます。

最後に米国の独立宣言の起草委員の一人で、物理・気象学者でもあるベンジャミン・フランクリン（1706~1790）の言葉を紹介しておきましょう。

「知識に投資すれば、最上の利子を得る」

目的地を持たない限り、どんな風も、順風にはならない。

すべての仕事、技術、事柄は変化していく

私は毎日、患者さんの命と向き合っています。8割以上の大腸がんは、内視鏡治療で治ります。しかし、内視鏡治療が難しいほど、がんが進行している場合は、内視鏡で腸の内部を観察しながら、腹部の数カ所の小さな孔《こう》から鉗子《かんし》を入れて治療を行なう「腹腔鏡手術」を行ないます。現在では大腸がんの70～80％は開腹手術ではなく、腹腔鏡手術で対応するようになりましたが、繊細な手技が必要ですのでかなり気を遣います。昭和大学横浜

市北部病院では、90％以上が「腹腔鏡手術」です。もちろん、その何倍もの症例は内視鏡治療で治っているのです。

腹腔鏡手術は内視鏡治療と違い、複数の医師が立ち会うチームプレーとなります。そこで私は日頃から、「患者さんを自分の家族だと思って、手術に臨むように」と医師たちに伝えています。これは自分自身への戒めでもあります。

私が医学を学んだ頃の常識も、診断・治療法も今は、ことごとく変化をとげたと言ってもいいでしょう。まったく違う概念になった事柄も少なくありません。それを考えますと、現在に安住するのは非常に危険だということです。常に組み立て直し、方向付けを変えることに挑まなければいけないのです。これは経営学者のピーター・ドラッカー（１９０９～２００５）も言っているところです。医学は、その変化が最も速い分野かもしれません。なにしろ人の命がかかっていますので、変化もドラスティックなものになります。医学の常識は、10年で半分ぐらい変化すると言われるほどです。

私は陥凹型がんを発見して世界に広め、拡大内視鏡を作り、今では超拡大内視鏡を現実のものにし、ＡＩ（人工知能）による自動診断も実現が目前にまできていますが、その原点には、現実の仕事はすべて変化するものだと常に考えてきたという姿勢があります。

むろん、これからも同じです。次の時代を深く考え、想像し、それに対応していかなければなりません。科学は常に進歩していきます。内視鏡治療で世の中を変えることを目ざす私としては、今後もさらにスピーディーに医学の常識を変えていきたいと考えています。それがたとえ道なき道だとしても、その道は自分が切り開くという心意気と志を持ち続けたいと思っています。

変化を望むなら、変化を起こすために自分が変化する

第二章では、「プロフェッショナル」とは何かについて多く述べました。私はNHKの「プロフェッショナル」に2度出演したこともあり、他のプロフェッショナルの方々の姿にとても興味を持ちながら番組を時々観ていますが、そこに共通する要素を見つけました。結局、プロフェッショナルになる要素は、①闘い（自己および他者）の中での新たな発見、そして再び新しい闘いに挑む姿勢、②思いやり（愛と言ってもよい）、③持続ということになります。

「継続の先には成功があります。成功はプロフェッショナルの目的がどこにあるかだけです」というギタ・ベリンの言葉こそ至言と言うべきでしょう。彼女のことは日本ではあま

り知られていませんが、オーストラリアの行動科学の理論家であるとともに実践家であり、彼女の箴言《しんげん》をまとめた本（本邦未翻訳）をいつも持ち歩いているほど、私は多くの気づきを授かりました。

「プロフェッショナル」の番組を観れば、成功する人は絶えず動き続けています。間違いを犯すことがあってもめげず、自分の感情に火をつけ炎となし、決して立ち止まりません。現場から得られる「知」と「気づき」にエネルギーを注ぎ、改善のためにエネルギーを費やす。そのエネルギーの総和こそが成功の秘訣《ひけつ》であることに気づかされます。

その結果、新しい展開が生み出されるのです。景色が変わるのです。

フランスの作家マルセル・プルースト（１８７１～１９２２）は、「発見の旅とは新しい景色を探すことではない。新しい目を持つことだ」と述べています。まさに新しい景色は、新しい目が獲得されたことによって現出するものです。

別の視点からギタ・ベリンも、「もし変化を望むなら、その変化が起こる前に、あなたが、その変化そのものにならなくてはなりません」と記しています。

新しい目を持って変化していくことが大切なのです。

第二章のまとめ

○どんな仕事にせよ、スタートからプロフェッショナルを目ざすことが大切です。

○目標があればこそ、努力を積み重ねることができます。

○もし変化を求めるなら、あなた自身が変化そのものにならなければなりません。

○「継続こそ命」です。目的に向かって継続することがプロフェッショナルとしての成功につながります。

○プロフェッショナルへの門は、意外と広く開け放たれているのです。

第三章

人は
不完全だからこそ、
助け合うことができる

生きがいは、
試練を与えられた現場で培われる。
まわりの人たちに貢献し、
幸福にさせたときに
仕事人としての幸福も訪れる。

想像力と創造力を養わなければ、人生の多くを間違いなく失うだろう。

想像力という筋肉は日頃から鍛えておかないと、どんどん衰えていく

中学生くらいまでならいざ知らず、大人になっても不用意な言葉を吐く人には用心しなければなりません、想像力が欠けた人ですから。想像力が欠けた人は他人への心遣いを忘れがちになるものです。

医師の中には、患者さんに対してぞんざいな口をきく者も少なくありません。彼らは学

業成績はそれなりに立派ですし、頭も良いのが普通です。それだけにこれまで壁に突き当たったことが少なく、何かに疑問を持つといった体験も浅いという傾向があります。

当然ながら、その疑問を解決しようとした結果、想像力に訴えるしかないと思い至るまでの苦痛や苦悩を体験したことも、ほとんどないような人も多くいます。

プロフェッショナルと言われる人は、例外なく想像力の権化と言ってもいいでしょう。世界ヘビー級チャンピオンのモハメド・アリ（1942〜2016）は、「想像力がない奴には翼は持てない」と言い、発明家のトーマス・エジソンは、「発明するためには、豊かな想像力とゴミの山が必要だ」と説き、喜劇王のチャールズ・チャップリン（1889〜1977）は、「人生に必要なのは勇気と想像力と、ほんの少しのお金だ」とユーモアたっぷりに、そしてアインシュタインは「ロジックはAからBに連れて行くことはできるが、イマジネーション（想像力）はあなたをどこにでも連れて行くことができるだろう」と、その重要性を強く指摘しています。

この想像力は筋肉みたいなもので、常日頃から鍛えておかないと衰えてしまいます。想像力を現実にするために、同音語の創造力も欠かせません。

想像力と創造力はプロフェッショナルの専売特許ではなく、私たちの普段の生活でも大事なものです。信頼できる人は、間違いなく豊かな想像力と創造力の持ち主です。

想像力による「仮説」がなければ、研究は始まらない

私の知り合いに、高齢のホームレス男性を見ると、さりげなく声をかけて話をする企業の部長職のビジネスマンがいます。なぜ、そのような振る舞いができるのかを聞いたことがあります。すると彼は、「その人の人生を、つい想像してしまうんですよ。話しかけると、たいていはいろいろなことを語ってくれます。私の想像がまったく外れることも多いのですが、それも一つの貴重な体験になります」と、少し照れながら答えてくれたものです。

彼がホームレスの男性に声をかける姿を想像すると、思わず微笑《ほほえ》んでしまいます。そのさりげない優しさが私にも伝染して、とても豊かな気分になります。彼はこんなことも言っていました。

「私には十数人の部下がいますが、優秀な者ばかりではありません。しかし、この部は一部の優秀な人間がいればいいというわけでなく、この十数人によって初めて成り立つチーム、それも素晴らしいチームなのだと思っています」

おそらく彼は、部下についても豊かな想像力を働かせて接しているのでしょう。と同時に、創造力とそれらを現実にする実行力も併せ持っているのだと思います。

私も秋田時代、700人の部下を指導し、現在は1000人ほどの弟子を抱えていますが、この二つが欠落している医師は、極めて成長が難しいと感じます。

想像力は人間関係の幹であるばかりではありません。私の研究は、まず仮説を立てることから始まります。この仮説には、これまでの体験や蓄積された知識を総動員した想像力が不可欠です。仮説のない研究では一歩も前に進みません。

大学受験のための勉強は、知識を得るためのものです。ほとんどが、想像力を高めるためのものではありません。

問題を見つけて、それを解決する能力には、多くの知識と経験が必要です。特に医療の臨床現場では、多くの知識を含めた経験と勘が生まれます。

想像力の豊かさは不可欠ですが、想像力は鍛えなければなりません。想像力には常に栄養を与え、鍛えておかないと駄目なのです。その手段は私にとって、読書と学問、実際の医療とそこから生まれる勘です。いずれも、知ったことや学んだことが栄養となって、想像力を一層高めてくれます。あらゆるジャンルの多くの「本を読む」のは、知識を増やすことになります。私にとって本を読むことは、食事や睡眠と同じ、日常の一部のようなものです。医学書は20％くらいで、ほとんどはノンフィクションなど他の領域のものです。好きな領域について私は、徹底的に研究します。学生時代は麻雀やゴルフ、映画、絵画に始まり、日本人の成り立ちの歴史から骨相学まで、さまざまなジャンルに挑戦し、一つの領域だけで本が天井に届くくらい集めて勉強してきました。

作者の思想や哲学を学び、それが書かれた時代や著者の心に想いを馳《は》せたりします。その積み重ねが私の想像力と創造力の筋肉となって支えてくれているのです。

医学界での私の業績も、その延長線上にあると思っています。さまざまな新しいことを築いてきましたが、想像力はイコール創造力につながります。

他人の悲しみ、苦しみに想像力を伸ばす。人間は、ほとんど目につかないほどのつながりで、結び付いているのだから。

「私たちの社会」から「私の社会」になった今こそ、他人との結び付きを深める

木枯らしが吹いています。部屋の隙間から風が入り込んでくれば寒さが募《つの》ります。しかし、その隙間風のおかげで、燃え上がる炎があるかもしれません。

雨が降れば外出するのが億劫《おっくう》になります。しかし、雨を喜ぶ人たちがいます。お米や野菜を作っている立場からは、適度の雨は大いなる恵みなのです。

自分のことばかり考えていると、そして自分だけが苦境にあると思い込んでいると、どうしても視野が狭くなってしまいます。狭くなれば、悩みや苦しみはどんどん深まります。そんなときに私は、常に視野を広く保つことを心がけています。すると異なる悩みが目の前に現れたりして、前の悩みが小さくなったりもします。視野を広げるのに一番簡単な方法は、自分と同じような悲しみや苦しみの渦中にある人への関心を高めることです。「自分の中に深い思いやりの心が見いだせなければ、人に思いやりの心を教えることはできない」と、私の尊敬するギタ・ベリンは言っています。

がんの患者さん、難病に見舞われた患者さんの間では「患者会」を作り、お互いの身に想像力の翼を伸ばして励まし合うことが普通になってきました。健康な人は自信がありますから、他人の力に頼ろうとしません。しかし、命に関わる病気を体験している人は、人の力、結び付きを本当に大切に考えます。誤解されるかもしれませんが、それは病気の大変な「効用」と言ってもいいでしょう。病気を含めて、すべての体験は人生の糧になるのですから。言わば、「現場力」です。現場を経験した人は、強いのです。

私はいつも〝運平等〟と考えています。

悪いことがあれば必ず良い運が来る。良いことが続けば、悪いことが起こる可能性がある。良いことならどんなことが起こってほしいか、楽しみに考えます。すると、悪運のときにも落ち込まなくてすみます。つまり、心の持ちようです。それを自己でコントロールするのです。そして、悪いことに心を奪われないようにします。起こりもしないことについて悪く、深く思い込み、不安に駆られる人は少なくありません。ですが、可能性の少ないことは小さく考え、その分良い未来像を描いて、持続させることが重要です。

憎しみより、無関心と無視が人を痛めつける

皆さんも人と出会うと、「この人は今日、暗い感じだな」とか気づいたりすることがありますよね。いいえ、ぜひ気づいてあげてください。それはその人に関心を持つということだからです。人は関心を持たれなくなると、どんどん落ち込んでいきます。

その意味で、挨拶も大切でしょうね。「おはようございます」「こんにちは」と声をかけることは、相手を認めるというシグナルだからです。無関心、無視は言葉を使いませんが、言葉を捨てることで人を痛めつけることになります。それは一種のイジメと言っていいでしょう。

江戸時代の俳人である滝瓢水《たきひょうすい》（１６８４〜１７６２）に、「浜までは海女《あま》も蓑《みの》着る時雨《しぐれ》

かな」という句があります。どうせ海に飛び込めば、全身ずぶ濡《ぬ》れになってしまうことは分かっている。にもかかわらず、そこまでは蓑を着て浜に向かおうとする海女たちに、瓢水は人間らしい慎《つつ》ましさを見たのでしょう。それを感じ取る優しさの底に、海女たちの生活を見通す想像力があるように私は思います。

雨が鬱陶《うっとう》しいと感じたら、雨をののしるのではなく、「雨が来なければお米も野菜も育たないよな。雨を喜ぶ生産者もいる」と、自分の事情とは違うところに想像力を飛ばしてみましょう。落ち込んだ気分が「晴れる」はずです。

それらを繰り返すことにより、個々の想像力は養われます。

人間は、人との間の中で生きています。力は弱く、足も遅い。にもかかわらず、人間という種がこうして繁栄できたのは、知恵と人間同士の結束の賜物《たまもの》でしょう。結束を強める一番の方法は、愛、そして笑顔。笑顔には、人間性がにじみ出ます。笑顔のない人は、人に信頼されにくいはずです。

私はよく外国を訪れますが、現地の人に、日本人は笑顔が少ないことと、よくマスクを付けることを指摘されます。日本人特有のニタニタ笑いは、軽蔑《けいべつ》の対象です。ですから私の病院では、やたらとマスクをせず、笑顔を心がけるようにしているのです。

愛されるより愛すること。信頼されることより信頼すること。受け身でいると、自由を失う。

なかなか来ない列車を待つより、目的地に向かって歩き始める自由を選ぶ

私は信頼されることを待ってはいません。まず私が信頼する。そうすれば、信頼される場合より強い信頼が返ってきます。もちろん裏切られることもありますが、そのような人であることが早い時期に分かるだけ、収穫があったと考えます。

私は太宰治の次の言葉が好きです。

「人生はチャンスだ。結婚もチャンスだ。恋愛もチャンスだ。と、したり顔して教える苦労人が多いけれども、私は、そうでないと思う。（中略）少なくとも恋愛は、チャンスでないと思う。私はそれを、意志だと思う」

ドイツの社会心理学、精神分析、哲学の研究者エーリヒ・フロム（1900～1980）も、同じことを言っています。愛する意志こそが、あらゆる行動のスタートなのです。だから愛されるより愛すること、信じられるより信じることが大切です。受け身でいると相手やまわりの意志などに翻弄《ほんろう》されるばかりで、自由が失われてしまいます。

私は待つだけの人生より、自分から動く人生を求めて歩んできました。前にも書きましたが、私は自分が開発した技術や方法を提供することを惜しみませんし、人が真似することも歓迎してきました。別に無欲なのではありません。自分は今にとどまらない、より一層前進するという決意があるからであり、同時に「与えれば与えられる」ということを確信しているからです。

私は常に、世の中を進歩させるという目標に向かって、その可能性を秘めた舞台が広がることに喜びを感じたいと考えています。そしてスポーツ選手のように、常に挑戦していきます。継続する力と成功は、結び付いているからです。

人は助け合うために生まれてきた。愛も善意も、そのために授けられた感情にすぎない。

自分が受け取りたいと思う愛と善意をまず相手に差し出す

「すべて多く与えられた者は、多く求められ、多く任された者は、さらに多く要求される」という聖書の言葉がありますが、その通りだと思います。私は医師としての多少の能力を授けられて今に至っていますが、手にしたものを独占するつもりはまったくありません。求められ要求される前に、自ら差し出すようにも心がけてきました。そして、より多くの共同研究者と仲間が増えるようにやってきたつもりです。

人間は不完全なものとして、この世に生まれました。たとえばお産でも、基本的には誰かの力を借りなければ赤ちゃんを産むことはできません。しかもその赤ちゃんは、哺乳動物では唯一、生まれてすぐには立ち上がれない、とてもか弱い存在です。他の哺乳動物の赤ちゃんは、「天敵」から身を守るために、すぐに逃げられるように創られました。それに対し人間の赤ちゃんは、何年も人間が育むように創られたのです。

たとえ自分の子でなくても、赤ちゃんの誕生は嬉しいものですし、幼児が危険な目にあいそうになったら、誰でもとっさに手を差し伸べることでしょう。それは善意というより、人間に生まれながらに備わる本能と言ってもいいものです。

戦場心理学の専門家であるデーブ・グロスマン（米国）は、兵士の心情を次のように解説しています。

「兵士は殺される恐怖より、むしろ殺すことの抵抗感のほうが強い」

「第二次大戦中、日本兵やドイツ兵との接近戦を体験した米兵の多くが、わざと当て損なったり敵のいない方角に撃ったりしていた。姿の見える敵に発砲していた兵士は15～20％にすぎない」

「同種殺しへの抵抗感。それが人間の本能。多くは至近距離で人を殺すようには生まれついていないのです」（2016年9月9日付『朝日新聞』参照）

このデータにびっくりした米軍上層部は、意識的な思考を伴わないで撃てる訓練を行なった結果、朝鮮戦争では50～55％、ベトナム戦争では95％に発砲率が上がったそうです。つまり憎しみは、学習によって生まれるということなのでしょう。

私たちは何者にも、自分の「善意」と「愛」を奪われたくありません。善意と愛は一対であり、片翼飛行はできないものです。愛のない善意も、善意のない愛もあり得ないと思うのです。それらを失ったとき、私たちはためらいもなく人に銃口を向ける人間になってしまいます。

私は1人でも多くの患者さんを診《み》てあげられるように、多くの工夫をしてきました。外来を3ブース、内視鏡を8ブースすべて使ってなるべく多くの患者さんを診られるようにし、内視鏡検査数を日本一、世界一にしてきました。多くの医師が予約以外の患者さんをお断りする中で、予約なしの当日の患者さんも可能な限り受け入れるようにしています。患者さんの気持ちになって動くという大願に、忠実にやってきました。今は、私たちの技術を全世界で提供できるよう考えて行動しています。

もともと備わっている自分の優しさを自分で引き出す

大人は幼児の保護者ですが、幼児から教えられることもあります。幼児と歩くときに先に歩くようなことをせず、同じようなゆったりしたスピードにしてみましょう。幼児は興味のあるものを目にすると近づき、そこで止まったりします。幼児が興味を示したものを一緒に見てみましょう。すると、普段は目につかない小さな草花やアリの行列を見ることもあります。そして、この世はいろいろな命が組み合わさってできていることを痛感します。それが、もともと備わっている優しさというものではないでしょうか。子どもが持っているような純粋な好奇心は、夢を完成させる重要な一歩となります。私もその心を忘れないよう、努めて行動しています。

チャールズ・チャップリンの「独裁者」（1940年）という映画があります。ヒトラーを徹底的に揶揄《やゆ》する作品ですが、最後に理髪師のチャーリーが世界に呼びかける演説は、「史上最高」とも言われているものです。そのほんの一部ですが紹介しましょう。

「わたしたちは、みんなお互い助け合いたいと望んでいます。……わたしたちは他人の不幸によってではなく、他人の幸福によって生きたいのです」

すとんと胸に落ちる言葉ですが、戦争を目ざす支配者にとっては目障《めざわ》りなものだったに違いありません。それに抗するようにチャップリンは、「私は祖国を愛している。だが、祖国を愛せと言われたら私は遠慮なく祖国から出てゆく」という発言もしています。本当に勇気のある言葉です。

実際、チャップリンは1952年、米国政府から国外追放命令を受けてスイスに移住するのですが、まさに腹の据わった偉大なヒューマニストだと言えるでしょう。

憎しみに憎しみで応えるのではなく愛と赦しで立ち向かう。

与えれば与えるほど、多くを受け取ることになる

ノルウェーの首都オスロには、私の好きなムンクの美術館があります。そこを訪れるのは、私の最大の楽しみです。そんなノルウェーですが、２０１１年、77人が犠牲になったテロ事件がありました。犯人は極右キリスト教徒を名乗り、「西欧をイスラム教徒から守りたかった」のが、犯行の動機だと言われています。ノルウェーには死刑制度がなく、下された判決は禁錮《きんこ》21年。同国では最も重い量刑だそうですが、これでは被害者遺族も納得

がいかないだろうというのが、日本人の普通の感覚でしょう。

犯行直後、当時の首相は国民に向けて次のようなメッセージを送りました。

「悪は人を殺すことはできる。しかし、決して人を征服することはできない」

「一人の男性がこれだけの憎悪を表すことができたのです。私たちが共にどれだけ大きな愛を見せることができるか考えてみてください」

憎しみや敵意は、不安や落ち込みの原因になりますので、早めに処理しなくてはなりません。といってそれらの感情にまかせて行動を起こせば、さらに悪い状況に追い込まれてしまうでしょう。そこで多くの人はお酒を飲んだり音楽を聴いたりして気持ちを紛《まぎ》らわせるわけですが、それは根本的な解決にはなりません。

最も前向きな処方箋は、相手を赦《ゆる》すことです。

自分の人生をよく見つめ、自分の過去も調べ、自分の人間関係のすべてを見て、自分に、「相手のどこを赦せないのか?」と聞いてみましょう。相手の事情に想像力をめぐらせば、赦したくもなってきます。たとえば、その憎い相手が深夜、独りで足の爪を切っている後ろ姿を思い浮かべてください。赦したくなりませんか? 突き詰めていくと、実は自分を赦せないという意外な結論に達することもあります。そのときは、自分を赦してあげましょう。

自分を赦すとは、自分を好きになること。自分を好きになることは、決してうぬぼれではありません。好きになって初めて、自分のいろいろなことに気づくからです。嫌いな自分と同居することは、本質的に健全ではありません。

私は、「強い人は人を赦す、弱い人は人を赦せない」という言葉を、胸に刻《きざ》んでいます。

本当に大切なものは目に見えない。

目に見えるものに、本当の価値はない

人間にとって本当に大切なものは、目に見えません。神や仏、そして人の心。神仏を敬い、自分の心と人の心を大切にする。そのとき、私たちは叫んでいいのです。「もっと自由に生きたい」と。

目に見えるものばかりに気を取られていると、目の前に立ちはだかる壁に恐れおののくばかりになってしまいます。

目に見えるものとはお金であり地位であり、名誉と言ってもいいでしょう。そのようなものは、いずれ消えてなくなってしまいます。

死装束にポケットはありません。彼岸に旅立つとき、私たちは生涯で手にしたあらゆるものを持っていくことはできないのですから。トランプ米大統領のようにたとえ4000億円の資産を持っていようと、天に昇るときは手ぶらで旅立たなければなりません。ある禅僧は、「持っていけるものはある。生きていたときに得た徳だ」と喝破《かつぱ》していましたが、納得のいく言葉ですね。トランプ政権の閣僚たちには大富豪が多いそうですが、弱者や貧者のことが置き去りにされるのではないかと少々心配になります。

4000億円の資産よりはるかに大切なのは、1人ひとりが持つ勇気や信念です。これらにいつも心を寄せている人は、いざというときに怯《ひる》みません。それが他人への優しさにつながるとき、徳が生まれるのです。

『星の王子さま』の中で、著者のサン＝テグジュペリも言っています。

「本当に大切なことは、目に見えないんだよ」と。

人は、自分が知っていることをつなぎ合わせ、理屈を作り、行動します。ですが、本当のことは、よく分かっていないのです。知っていることだけを確認しようとし、本当に大切なことは、見えていても見ようとしない傾向があります。変化を嫌う保守的な考えで生きていこうとしてしまうからです。

しかし、それでは世の中に進歩や発展はあり得ません。科学は、真実の追究がなくては発展もありません。特に医学の真実は、大きく変わります。今はさらに激しく動いていきます。

その現場にいる医学者の1人として、サン゠テグジュペリの言葉は、大きな励ましとなりました。ゲーテも、「人は自分の知っていることしか見ようとしない」と、同じことを言っていますし。

私は、知らないことをできるだけ見ようとする姿勢が、学問や医学の本質だと信じています。経験値から生じた仮説の下、「心の目で真実を見る」という発想が極めて重要なのです。

欲ある限り、満ち足りることはない。簡素に暮らし、豊かに思考する。

人と比べない。余計なものをそぎ落とすと人生が面白くなる

どんな理想を持っていても、人はひとたび日々の暮らしの中で欲をふくらませた途端、その理想を捨て去ってしまいがちです。

なぜでしょうか。それは自分と他人の持ち物を比べるからです。たとえば隣の家のほうが大きい。隣の席の人のほうが、自分より給料が1万円高い。自分より容姿が美しい。自分はがんで苦しんでいるのに、夫はピンピンしている……気持ちは分かりますが、では、

隣の家に火でもつけますか？　給料について上司に直談判しますか？　美しくなるために整形手術を喜んでしますか？　元気な夫に健康的な食事を作ることを拒否しますか？　もしそれを実行しても自分が傷ついたり、下手をすれば社会的な制裁を受けたりすることにもなりかねません。

そんなとき人が打って出る手段は、その人の悪口を言ったり誹謗中傷《ひぼうちゅうしょう》を加えたりすることです。やめましょうよ、そんなこと。

何がなくなっても、本当に大切なものは何かを考えてみましょう。

一つの手段として、人生の終わりから今を見てみるのです。そして人生を足し算ばかりではなく、引き算で考えてみてください。するとあれもほしい、これもほしいという貪欲《どんよく》が馬鹿らしくなってくるものです。

この世に、これがあれば大丈夫というものなどありません。お金、容姿、頭脳などはいずれ死とともに消えていきます。名誉、キャリア、財産、権力などもまた消えていく宿命にあります。人と比較しない。そう決めるだけで、気分は随分とさっぱりします。比べることをやめると、自分にとって本当に大切なものが見えてきます。そのような生活の中から信念が芽生え、豊かな思考につながり、考えもしなかった発見や成功を手にすることも可能になります。

「人間は働きすぎて駄目になるより、休みすぎて錆《さ》びつき、駄目になるほうがずっと多いもの。他の人に一生懸命サービスする人が最も利益を得る人である」（カーネル・サンダース）

この世のあらゆる悪に耐えられないということも弱さであり、悪です。しかし、友情にも愛にも科学にも、多少の「金貨」は必要です。さまざまなバランスの中で、金貨よりも高位の目標をかかげ、目標に向かって常に努力し、継続することが成功への道です。金貨はあくまでも手段。高位の理想のために努力し、その経過を楽しめる人が、結局は成功を収めるのです。

人生をアートに生きる。愛を基本として、自由に楽しく世の中のために、さまざまなアートを描く。

巨大な財が、最高の感動をもたらすわけではない

先日、米国・シカゴでの学会が一段落したあとに美術館を訪れ、有名な絵画と会話してきました。心の休息のときです。

海外の美術館を訪れてびっくりするのは、ゴッホやピカソ、ゴーギャン、ムンクなどの有名な絵を、カメラで自由に撮影していいことです。絵を見にくる人たちのために、絵を楽しんでもらうさまざまな工夫を一生懸命しているのです。ノルウェー・オスロのムンク

美術館では、かの名画「叫び」の前での記念撮影も可能です。

最近でこそ、日本の美術館も写真撮影の可能なところがありますが、日本では、絵を楽しんでもらうという姿勢が足りないように思えてなりません。これは美術館だけでなく、他のいろいろな博物館などでも事情は同じではないでしょうか。

私はピカソやゴッホ、ゴーギャンなどの絵画を鑑賞するのが好きですが、その作品の価値をお金に換算すると天文学的な数字になるようです。世界で最も高価な絵画のランキング（NAVERまとめ＝2017年）によれば、ポール・ゴーギャンの「ナフェア・ファア・イポイポ（いつ結婚するの）」が336億円で2位、ピカソの「アルジェの女たち」が201億円で6位などとなっています。購入者の目的は分かりませんが、これだけのお金をつぎ込んで得られる感動とはどんなものなのでしょう。負け惜しみになるかもしれませんが、私が内視鏡をのぞき込んで陥凹型がんを見つけたときの感動のほうが、絶対に大きいはずです。

医療とは技術であり、サイエンスであり、アートでもある

私の職業領域は医学ですから、サイエンスの世界です。現代の医学はよく、「エビデン

ス・ベイスト・メディシン」（Evidence Based Medicine）と表現されますが、これは多くの経験・事象の統合（integrate）を通して、証拠に基づいた最良の診断法・治療法を患者さんに提供するというものです。私にもその限りでは異存がありません。

ベテラン医師たちの内視鏡診断・治療数は、膨大な数にのぼります。それらの情報や結果をコンピューターに読み込ませて、最も正確な診断を導き出すＡＩ診断（コンピューター自動診断／人工知能）があります。私が今、最も力を入れている仕事ですが、それは、「エビデンス・ベイスト・メディシン」の究極の姿とも言えます。しかし、「ナラティブ・ベイスト・メディシン」（Narrative Based Medicine）という概念のほうが、恐らく医学の場合には適切かと思います。ナラティブとは、医療従事者が患者さんの語る「物語」に耳を傾け受け止めることで、双方が満足できる治療を行なうことだからです。

私が「医学はアートだ」と言うと、まわりはちょっと怪訝《けげん》な顔をします。アートには芸術と技術という二つの意味があります。技術が究極までいけば、そこは芸術の世界です。また究極の芸術には、技術が必ず伴うものです。それだけに内視鏡を操作する私たちは、究極の技術を高めなければなりません。芸術にまで高めること、それなしにはサイエンスは語れないのです。

サイエンスといったところで、それらは生身の人間が作りあげたものです。サイエンスは、あらかじめ完成したものとして登場してきたわけではなく、日進月歩、変化の一プロセスにすぎません。サイエンスを金科玉条にすべきではありません。

人智のすべて、人間の感覚機能のすべてを超えるまで感覚を研《と》ぎ澄ませた医学が、一方では求められていると主張したいのです。その中でいわゆる五感を超えた第六感、つまり直感力やセレンディピティ（serendipity）が大事になってきます。今後生きていく若い人たちが、目の前の情報だけに頼らず、自らの感覚を養い、それを大切にするという自分の人生そのものに向かい合う姿勢こそが必要だと述べたいのです。

人生もアートです。愛を基本に、自由に楽しく、世のためになるアートを描くことを心がけましょう。

孤独も孤立も、人生からの有り難いプレゼント。

孤独を恐れるのではなく、楽しんでしまえばいい

多くの芸術家たちはさまざまな言葉で、孤独を見つめてきました。孤独が創作活動のバネとなったからだと思います。

ありきたりの目標とも言えない目標を掲げていれば、孤独は感じないでしょう。同じような人がまわりにいるのですから。夢のような目標に向かって登っていく道は細く、少数の人しか歩くことはできません。そんな「我が道」が孤独であることは覚悟すべきです。

19世紀ドイツの哲学者フリードリヒ・ニーチェ（1844～1900）は、「孤独を味わうことで、人は自分に厳しく、他人に優しくなれる。いずれにせよ、人格が磨かれる」と書き残しています。

今、孤独な環境にある人は幸せと言えるかもしれません。最高のものを求めていれば幸福をつかめるかもしれず、しかも人格を磨いているのですから。コミュニケーションアプリ「ライン」のグループ機能のやりとりの中で、村八分のようになった人の話をよく聞きます。グループから排除された感覚に陥るのでしょうが、これは普通の会社や組織でも起きがちです。しかしそれは、孤独というより孤立と言ったほうが正確でしょう。

私自身は、孤独も孤立も恐れません。もちろん、自ら孤独になるつもりはなく、まわりの人たちに理解してもらい、同志的な仲間を作りながらチャレンジしていきます。チームとしての仲間のサポートが、より質の高い仕事を可能にします。そのうえで孤独になることがあっても、私は「我が道」を、あまりブレないで堂々と歩いてきたつもりですし、これからも歩いていきたいと思います。

私が医学生であった1960年代の全共闘運動で、「連帯を求めて孤立を恐れず、力及ばずして倒れることを辞さないが、力尽くさずして挫《くじ》けることを拒否する」というスローガンがありました。当時私は医学の勉強に専念していたので、運動とは遠いところにいました。しかしスローガンだけではなく、もう少し仲間が連帯して柔軟に、世の中がよりよく前進する方向へ行くべきだったのかなと思いますし、今はこの言葉に共感を覚えます。

私の医学部の同級生で、当局が大学封鎖をした際、どうしても妥協できず、自主的に進級しなかった人間が数人います。彼らは、「社会を変えるという目標に達していないのに、妥協すべきでない」という考えから、留年するか、あるいは退学しました。

あれから50年以上経過し、今は彼らも立派な医師、あるいは弁護士になって活躍しています。医学の道を去り、他大学の法学部に入り直して弁護士の資格を得た友人は、自分の生きざまを振り返り、ブレないことの大切さを痛感しているようです。私は時々彼と会っては、ディスカッションしていますが、大きな人間に育ったと感じます。

孤立も孤独も楽しんでしまえばいいのです。なぜならそれらは、人生の大きな糧になるからです。孤独になるからこそ、他人の大切さも知ることになるからです。

発言しないのは、何も考えていないことと同じ。異なる意見を認めることにもなる。

黙っていることで得られる安全など、砂上の楼閣

発言すべきときに沈黙し、結果が出てからあれこれ得意げに語る人が少なくありません。会議などで、自分の意見に理解を求めるために饒舌《じょうぜつ》なくらい喋る人がいる一方、口をつぐんだままの人もいます。中には喋らないことで重厚感を演出する人もいますが、それはとんでもない勘違いと言えるでしょう。自分の意見を押し通すためには、人の意見に反対するケースもあります。それで人間関係に多少の波風は立つでしょうが、意見交換できな

いような人を、人は決して心から信用しません。

「もの言わぬ人々」を評価する風潮があります。米国トランプ大統領の支持者の中には、個人的な事情から支持を明らかにせず、投票ではトランプに票を入れた人が少なくないそうです。ただ、熱烈な支持者は町の飲食店で差別的な言動を声高に主張していました。その発言は不快極まりないものでしたが、黙っている人と比べればはるかに信用できます。たとえば私は、その人たちに、「あなたたちの意見には反対だ」と伝えることもできるからです。

声をあげるべきときに声をあげない報いは、自分に返ってくる

リスクを負わず、皆と同じことをしよう、皆と同じ考え方でいようという人は、目先の小さな利益を手にすることはできますが、自分は失われていきます。

ナチスに逮捕された牧師、マルティン・ニーメラー（1892〜1984）の言葉があります。

「彼らが最初共産主義者を攻撃したとき、私は声をあげなかった。私は共産主義者ではなかったから。

社会民主主義者が牢獄に入れられたとき、私は声をあげなかった。私は社会民主主義者ではなかったから。

彼らが労働組合員たちを攻撃したとき、私は声をあげなかった。私は労働組合員ではなかったから。

彼らがユダヤ人たちを連れて行ったとき、私は声をあげなかった。私はユダヤ人ではなかったから。

そして、彼らが私を攻撃したとき、私のために声をあげる者は、誰一人残っていなかった」

私たちは警戒しなければなりません。眉をひそめたくなるような過激な意見を無批判に受け入れることは、自分を失うことです。たとえ孤立しても、自分を失わないことのほうが大切です。

アウシュビッツ強制収容所に入れられ、生き抜いたユダヤ人医師ヴィクトール・E・フランクルの著書『夜と霧』では、愛と夢をあきらめずにいた人だけが、生き延びることができたと記しています。ここには、大きな人間の生き方の原点が示されています。

私も大学病院から一般病院に移った際、一般病院内部での戦い、現在の昭和大学では改革への取り組みなどがありましたが、私は自己の信念を持って行動してきたつもりです。

それらを可能にしたのは、良きパートナーの集合であり、良きリーダーに恵まれたこと、また私自身が己《おのれ》の思想や夢をあきらめなかったからだと思っています。

幸福な人とは、成長している人

南北戦争後の混沌とした社会の中で生まれた哲学

米国社会を支える代表的な哲学を、少し紹介したいと思います。私のこれまでの行動を支えてくれた哲学、プラグマティズムです。

プラグマティズムという言葉は、「行為・実行・実験・活動」が原意とされています。

私は医学者として、科学的な実験に取り組んできました。それらの行為を問題の解決に応用するというプラグマティズムの考え方に、私は強い共感を覚えるのです。

夏に海水浴に行ったとしましょう。子どもに、「あまり深い所に行っては駄目だよ」と注意することがあります。しかし子どもは、「大丈夫だよ」と主張します。ところが実際には深い所で溺れかけて初めて、「深い所は危険だ」ということを知り、その後は浅瀬で遊んだり、深い所に行くときは親と一緒に泳ぎに行くようになったりします。そのような判断ができるようになることを、「成長」と言っていいでしょう。プラグマティズムは、その行為を大いに評価するのです。

プラグマティズムはチャールズ・パース（１８３９〜１９１４）が南北戦争後に創始したもので、ウィリアム・ジェイムズ（１８４２〜１９１０）やジョン・デューイ（１８５９〜１９５２）などによって確立されました。ジェイムズに、「意思の力で信念を真理化できる」という言葉があります。プラグマティズムにおける真理とは、すべての行動と結果が社会にとって「有用」か「有効」であることを指すものだと私は理解しています。

「成長の第一条件は未熟」だから、成長のチャンスはそこにある！

デューイはプロテスタントの牧師になることを変更して、哲学教師の道を歩むようになりました。彼は教師として学校教育に取り組んだのですが、その現場でプラグマティズムを実践したのです。子どもを大人の付属物ではなく、社会の一員として、自主的に成長する能力を重視しました。

「成長の第一の条件は未熟である」というデューイの言葉に、その教育論は集約されると言ってもいいでしょう。だからでしょうか。自主性と公共性を重視するデューイの教育思想は日本の教育界にも大きな影響を与えています。誰もが未熟なのです。私たちは未熟だからこそ、成長するチャンスがあります。問題があれば自分で解決の道を探求することが、成長につながります。しかしその道は、容易ではありません。私自身、何度も高い壁にぶつかりましたが、その度に成長することができたようです。デューイが重視する、「共通の目標のために共同して活動する」ことの大切さも思い知りました。

何が本質かを常に考え、行動することが必要です。医師にとって最も大切なのは、患者さんの立場になって思考や行動を検証し、結果を厳密に評価することです。

成長とは喜びです。喜びを一生味わえるように成長し続けることが、幸福につながると私は確信しています。

自分を値引きするようなことはやめる。あなたがいるから、社会も家庭も成り立っているのだもの。

恥じなくてよいことを恥じて、恥ずべきことを恥じない。人の弱さはここにある

女性の患者さんとお話をしていて、「あれっ?」と思うことがあります。「がんになったら、自分は役に立たない人間になってしまう」と思う人が少なくないことです。

がんは今、国民の2人に1人がなる「国民病」です。がんになったからといって役に立たないなどということになったら、日本という社会や家族は成り立たなくなってしまいま

す。がんになった人に対するパワーハラスメントは相変わらずのようですが、そのような企業は時代遅れですから、一刻も早く市場から退場してもらったほうがいいでしょう。「恥ずべきにあらぬを恥じて、恥ずべきに恥じざる」（法句経《ほっくきょう》第22章「地獄」）のが人間かもしれませんが、病気は恥の対象にはなりません。お互い様ですから。

どのような人も例外なく、社会に必要な人です。

私は若いとき、小児外科病棟を受け持ったことがあります。心臓の先天性奇形や、なかなか治らない病気の子どもを励ましながら、愛情を注ぐ母親の献身的な行動を数多く見てきました。

子どもたちは学校にも行けず、勉強する時間もほとんどありません。にもかかわらず、成績がとても良い子どもがたくさんいました。精神的な充実感というものが、学業と深い相関関係にあるのだと、強く感じました。これこそ教育の原点だという気持ちになったことは、今も忘れていません。

私自身、時間に余裕がなくても、より多くの本を読んで勉強することが生きがいの一つになっています。海外や国内を移動する際は何十冊もの書物を持っていき、移動時間に読んでいます。現在までに読んだ本は、1万冊を超えているでしょう。本を読み、できるだけ広い視野で考え、本質を少しでも見抜けるようになれば、日常を少しずつ変化させることができます。

これらを繰り返し、習慣となった50年以上の歳月は、私の医学に対する姿勢に対し、非常に貴重なものになっています。

変わりたくなければ、変わらなければならない。

変える勇気も、変えない冷静さも必要

兼好《けんこう》法師（鎌倉時代末期～南北朝時代）は随筆『徒然草《つれづれぐさ》』で、「道を極めた人でも年老いてからは後進への助言を装って自慢話を語らないよう注意すべきであり、尋ねられても『今は忘れてしまった』と答えよ」と説いています。なるほど至言です。私などはつい、若い医師や学生に対し、自分の経験談を使って説教臭いことを言いがちですから。

私の知り合いのある編集者は、私が自慢話めいたことを話し始めると、「先生、それ自

慢？　自慢をしたいなら、まず自慢話をするよと断ってからがルールですよ」と注意をしてくれます。もちろん、やんわりとですが。意外とそういうものかもしれませんね。最初に断っておけば、相手も「適当に聞いておけばいいや」「自分の糧になることだけ覚えておこう」と、心の準備ができますから。

患者さんの中には、病気の不安とともに、ご自分の社会的地位やなしとげた仕事のすごさを話し続ける方がいます。私はその心情を否定しません。生死と向き合う不安の中で、患者さんは自分を支えてくれるものに、すがりつこうとしているのですから。

自慢話は普通、人に嫌われるものです。人の話を聞かず、自分の自慢話を続けられては辟易《へきえき》もしますが、お年寄りが若い頃の自慢話をぼそっと口にするなら、心からの相槌《あいづち》を打ってあげたいものです。

相手が変わらないのであれば、自分が変わればいい。勇気のいることですが、それは相手に妥協するということでも、自分の核心が変わるわけでもありません。変えないために、変わるのです。たとえば、夏目漱石が書いているように、「強い返事をしようと思うときは黙っているに限る」という態度に変えるといったことです。

私は変える勇気を尊重しますが、変えない勇気もあることは知っています。

米国の神学者ラインホルド・ニーバー（1892～1971）は、マサチューセッツ州の小さな教会で、次のような祈りを捧げました。俗に、「ニーバーの祈り」と言われているものです。

「神よ、変えることのできるものについて、それを変えるだけの勇気をわれらに与えたまえ。変えることのできないものについては、それを受け入れるだけの『冷静さ』を与えたまえ。そして変えることのできるものとできないものを識別する『知恵』を与えたまえ」と祈りました。私たちは、「変わるべきときに変わらず、変わってはならないときに変わろうとする」習性を持っているようです。それだけにこの件《くだり》は、心に迫ってくるものがあります。

変わらなければ生き延びられない

お葬式などの宗教的儀式の簡素化や檀家《だんか》の減少により、人々のお寺離れが進んでいるようです。それに対し寺院側も法話の内容を分かりやすくしたり、お坊さんスナックなどを始めて若い人の相談に乗ったりと、さまざまな試みに挑んでいます。伝統仏教を守るためには変わらなければならないということなのでしょうが、賢い選択です。

松尾芭蕉に、「不易流行《ふえきりゅうこう》」という言葉があります。芭蕉は伝統的な俳諧から脱し、「新俳句」を求めていたのでしょう。この意味は、「すぐれた俳句を作るには、まず普遍的な俳句の基礎をしっかり押さえなければならない。しかし、時代の変化に即した新しいものも求めなければならない。変わらないためには変わらなければならない」ということです。日本の伝統芸能である歌舞伎もその様式美を失わないために、たとえば十八代目中村勘三郎さんはニューヨークで公演を打ち、九代目松本幸四郎さんはブロードウェイミュージカルに主演するなどの試みに挑戦してきました。さらに中村獅童さんは仮想アイドルと共演し、インターネットで生放送する「離れ業」もやってのけました。そのような冒険が、逆に歌舞伎の伝統を守ってきたともいえるでしょう。

夫婦関係でも、「現状でいいからこのままでいたい」と思っても心は変わりますし、環境も必ず変わります。伝統を守るためには、今の時代に合わせて脱皮することが必要です。

医療の世界も同じで、その変化はめまぐるしいものがあります。医術、医療器具は進歩を続けています。最近ではＡＩ（人工知能）が医療現場に普及してきました。私たちの昭和大学では、人工知能を使った内視鏡診断の実用化を、世界初の試みとして進めているところです。他の領域でも、変化・変革が進みつつあります。患者さんを救うという医師や医療の志を貫くためには、その変化に合わせて自分が変わっていくしかありません。

英国の地質・生物学者チャールズ・ダーウィン（1809～1882）は、「最も強い者が生き残るのではなく、最も賢い者が生き延びるのでもない。唯一生き残るのは、変化できる者である」という至言を残しています。

早期大腸がんを世界で最も多く診療し、内視鏡治療をしてきたという実績から分かったのは、進歩するためには変化が絶対不可欠だということです。最も大事なのは、変わるべきときには自分自身が真っ先に変わることなのです。

人を攻撃するような本音は、本音から純粋さを奪う。

唯我独尊の本音は、人をおもんぱかる嘘よりはるかにタチが悪い

本音を言うことが、「正直者」だとする安易な潮流があります。

誰もが本音を抱えていますが、まともな人はそれをすべて口にするようなことはありません。そんなことをしたら、商談などはまったく成り立たなくなってしまうでしょう。仕事の取引先や会社の上下関係の中では、言いたいことを全部吐き出したら大変です。口惜《くや》しいこともあるでしょうが、口惜しいことがない人生なんて、人生ではないとも言えます。

私の医師人生も、ほとんどがそのようなものでした。しかし、何を言われようが、あきらめないことです。継続することです。

老人医療施設で看護師や介護士が、患者であるお年寄りを虐待するケースが頻発しています。看護・介護する立場からすれば、「面倒だ」「気にいらない」という本音があって、それが行動になって現れたということなのでしょうが、ここには医療に関わる人間の志というものがありません。すると、「賃金は安いうえ、人手不足で労働条件はきついのに、志もへったくれもあるものか」と反論が返ってきそうです。それも本音でしょうし多少の理解もできますが、そのような人はかけがえのない命と向き合う医療の世界からは去るべきです。それが私の本音です。世の中に多大な迷惑をかけてしまいますから。

社会は、さまざまな人間関係が絡み合って成り立っています。特に病院は、人間関係のデパートと言っていいほどです。私もまわりの人に随分と口惜しい思いをさせていることでしょうが、本音のすべてを突きつけているわけではありません。そんなことをすれば、若い医師や看護師に総スカンを食らってしまうことになるでしょう。私なりに相手の立場を考えながら、本音の一部を差し向けているつもりです。

ナースステーションでは、患者さんのことがよく話題になるようです。「あの患者は言葉が荒っぽくて大嫌い」といった意見も出されますが、その患者さんに向き合えばナースは、「早く良くなってくださいね」と優しく声をかけるものです。この優しさが病院を支えていると言ってもいいでしょう。

人間は、悪いだけの人はいません。逆に、良いだけの人もいません。それぞれが混じり合って人間なのです。悪しき面ばかりに目を向けるのではなく、人の良い面を見て、それを大きく引き出すようにしてあげれば、世の中もあなたもより幸福になります。間違いなく、です。

顔も振る舞いもその人の情報源。顔を隠しては、いないも同然の人になってしまう。

自分を知ってもらう努力を怠る人は、他人を知ろうとする努力も不足しているものだ

私にはそんな技量はないのですが、優れた医師は待合室の患者さんの顔や姿勢を見て、どんな病気なのか、だいたいの見当はつくそうです。足の組み方ひとつで腰痛なのか、それとも内臓に問題があるとか判断できるというのですから、すごいものです。もちろん、1人の医師として大きな留保条件は付けますが……。

私などは問診の際に患者さんの表情から、不安など感情の揺らめきを察知して、不用意な言葉を吐かないようにしているくらいが精一杯です。

顔といっても、容貌を指しているのではありません。目がつり上がっている、口元が緩んでいる、目に力があるとか、顔や表情は嘘をつきませんし、つけません。

「感情を顔に出さない人」など、実はいないというのが私の意見です。感情は表情や振る舞いに必ず表れるものです。

私たちは平気で嘘をつきます。しかしその嘘はだいたいの場合、見抜かれていると思ったほうがいいでしょう。親しい人であれば、嘘をつくときに何気なく見せる癖《くせ》を相手は知っているものです。もちろん、それをなかなか教えてはくれませんが。安倍総理がアメリカのトランプ大統領とゴルフをしましたが、2人はお互いに、相手のことを見抜き合ったのではないかと推測します。

しかし、です。自分がついた嘘を他人は忘れても自分は忘れないものです。その意味で徹底的に自分の問題です。ただし本当のこと、言いにくいことでも正直に打ち明けることで、その問題は他人と共有することになります。「そちらで受け止めてね」といった具合に気持ちが楽《らく》になるわけです。多少の副作用はあるでしょうが、いつも楽な気分でいることは人生を面白くするコツです。

私は60カ国、300回以上海外に行き、多くのドクターや患者さんと接して、言葉は十分でなくても、年々、だいたいの相手の性格も、少しは分かるようになってきました。

そこでいつも感じるのは、日本の常識と言われていることの危なさです。世界の人たちの行動とはまったく違う行動を、よく日本人はします。大きな勘違いがいっぱいあります。

その点について私は講演で、「日本ガラパゴス化」という言葉を用いて表現したりします。グローバルな考えは、とても大切です。グローバリズムは偏狭なナショナリズムより、明らかに大切です。

マスクよりも、笑顔でコミュニケーション

握手は右手を差し出すことで、敵意がないことを示すシグナルと言われます。

いわゆるハグは、欧米では親愛を示す動作で、男女だけではなく男性同士、女性同士でも交わすのは普通の光景です。

ただし、日本ではハグはもちろん、握手するシーンさえあまり見かけません。知り合いのアメリカ人はハグをしない日本人について、「冷たいな」という感想を述べていました。

それが日本人というものだと開き直ってもいいのですが、外国人に少し奇異に見られていることは知っておいたほうがいいでしょう。

マスクも、曲者《くせもの》です。インフルエンザや花粉症の季節になると、町中や人が集まる場所、乗り物の中でマスクをしている人を多く見かけます。予防のためなのでしょうが、これも外国人からは奇異に見られているところがあります。世界消化器学会には、世界中からあらゆる人がやってきますが、マスクをしているのは日本人だけという光景を、私は何度も目にしています。米国の大統領選挙を見ていても、それぞれの支持者が多数集まる会場でマスクをしている人は、私が見る限り1人もいませんでした。欧米ではマスクは医療品扱いで、薬局では売っていないことも多いようです。

感染病予防の観点から、その効果については全否定しませんが、欧米では患者と接することの多いドクターでも滅多なことではマスクを付けません。欧米ではマスクをしている人は、病人であるという認識ですので、マスクをしている人のそばに行かないようにするものです。それに加えて最近は、「顔を隠す人間はテロリストではないか」と警戒心を持たれることもあるそうです。

世界中の人は、笑顔を大切にします。目が合うとニコリとしてくれることが多いのに、日本人には笑顔が足りません。しかも、意味もなくマスクをしている人も多くいます。これは、絶対に改めるべきです。私がリーダーを務める消化器センターでは、病気の人しかマスクをしないように、医師や看護師、学生に指導しています。病院は患者さんに対する笑顔が最も大切です。それを自ら否定する行為は、世界ではあり得ないのです。

私は外科治療の際にマスクをすることはありますが、それ以外で付けることはありません。問診のときにマスクをするというのは、患者さんに失礼だと思っているからです。表情は、会話の大きな一部です。

マスクは、空気汚染の中国だけにしてもらいたいと、強く願います。マスク姿が練り歩く光景は、まるで「犬神家の一族」のように見えますから。

全世界でインフルエンザが流行《はや》ったとき、アメリカの学会へ行ったら、「どうして工藤グループはマスクをしていないのだ」と、学会長からジョークを言われたことがあります。日本人はマスクをする人が異様に多いと、テレビなどで見て知っているからこそのジョークです。

絶望は希望の入り口だが、希望は絶望の入り口でもある。

絶望することは哀しい罪となる

絶望は何も生み出しません。似たような言葉に「失望」がありますが、こちらは望みを失うだけですから、取り戻すチャンスはいくらでもあります。それに対して絶望は望みを絶つのですから、そのあとに何も生まれないのです。

どんな境遇に突き落とされても、絶望という名の不運から、幸運にあふれた希望を追い求めるようにしましょう。がんの患者さんでもがんと宣告された途端、絶望の淵《ふち》に突き落とされる方が少なくありません。特に会社や組織で重要な地位にある男性に、この傾向が強いようです。

その絶望に対して医師が言えることは、「最良の治療を行ないましょう。一緒に闘いますよ」くらいが精一杯で、患者さんの心の闇の真ん中に光を当てることは非常に難しいのが現状です。しかし、患者さんはここから引き返すわけにはいきません。

がんを治そうと一生懸命やっている人だけに、チャンスは訪れるものです。患者会などに入れば、同病の方から治療法などについて貴重な情報を得られることもありますし、画期的な新薬の臨床試験を受けられるチャンスも生まれるでしょう。絶望して自分の殻に閉じ込もっていては、何も生まれません。まともな医師であれば、「治せないかもしれないが、患者さんにとって必要なのは最善の治療だ」と考えるものです。

新しい薬も、毎月のように出ています。診断方法や治療方法も、どんどん進化していきます。医療の進化の最先端を走っている人間として、明日特効薬が生まれるかもしれないという強い希望を常に持ってきました。

大腸がんだけではなく、さまざまながんに次から次へと新しい治療法が開発され、がん細胞をピンポイントで狙う重粒子線《じゅうりゅうしせん》治療も普及してきました。昔なら助からなかった人たちがかなり延命できているのは、伝えるべき重要な事実です。医療の発展が、それを支えています。

大英帝国の提督のものだったように記憶していますが、「大敗北の次に悪いのは大勝利だ」という言葉があります。大勝利によって生まれる思い上がり、油断などがもたらす悪弊を戒めたものでしょう。これは私たちの生活にもあてはまります。「有頂天《うちょうてん》」という仏教用語があります。てっぺんはてっぺんでも「迷いの世界」の話で、本当のトップではありません。喜びに夢中になってまわりを顧みることがなくなれば、あっという間に滑り落ちてしまう。「希望は絶望の入り口」になる可能性があるのです。

常に謙虚でなければ人間関係は成り立ちにくいものであり、人間自体が常に不完全な存在なのですから。

助け合うことから愛が生まれるのではない。愛があるから、誰でも助け合うことができる。

人を本当に愛することができれば、自分のことが分かるようになる

第三章では「助け合う」ことの大切さを述べてきました。数多くの患者さんや家族を見てきたこと、多くの仲間と一緒に仕事をしてきたこと、大学や病院で若い医師たちを指導してきたことなどから、私自身として「助け合う」ことの大切さを学びました。でも、この「助け合う」ことの根本は、何でしょうか。ちょっと照れくさいのですが、それは「愛」です。人と人の関係にはこの愛こそがベースにならなければならないと思います。

ハンセン病患者に寄り添う医療に尽力した神谷美恵子さん（1914〜1979）は、愛についてこう書いています。

「互いにかけがえのないものとして、相手をいとおしむ心、相手の生命を、その最も本来的使命に向かって、伸ばそうとする心である」

この言葉は私が周囲の若い医師や若者たちを見るとき、心しているものです。また、若い人に限らず、恋愛は大きな問題をいつもはらみます。でも、愛する人と交わると、自分が尋ねていることの真実を自分の中に発見することがあります。

人は、自分の中の大切な宝物を見つけ出し、それをさらに伸ばしてくれる人がそばにいると、必ずや大きく成長します。

『武士道』を著し、かつて日本を導いた思想家の1人である新渡戸《にとべ》稲造《いなぞう》は、米国人の妻・メアリー・エルキントン（日本名：万里子）と愛で結ばれていました。新渡戸稲造の思考は、彼女の力を強く受けたものだと推測できます。愛は信頼であり、人間にとって最も重要です。愛することが自己への省察につながり、愛を深めます。相互浸透、化学作用というものでしょうか。しかし、これは恋愛に限らず、人間関係全般について言えることだと私は思うのです。

第三章のまとめ

○人間は思考します。広く、深く思考し、挑戦する人がいます。

○人間は、脳を3％しか活用していないと言われています。

○ノーベル賞受賞者でも、ほとんど変わりません。

○異なるのは、彼らは愛に育まれ、信念や勇気を持って思考し、挑戦してきたことです。

第四章

今日は、残りの人生の最初の日

下りのエスカレーターを
駆け上がるような人生を楽しみ、
今日を未来の一日として生きる。

最後に息を引き取るときまで、夕暮れは夜にはならない。

年を取ったと思った瞬間に、老化が始まる

医師や研究者で作る学会が、65歳から74歳までの人たちを「高齢者」から引き離して、「准高齢者」と呼んではどうかという提言を行ないました。確かに今の高齢者の多くを占める団塊世代には、今なお元気で活躍している人も少なくありません。ただ、高齢者かどうかなどの線引きはご本人が決めればいいことで、余計なお世話というものです。本来、定年も引退も強制されるものではなく、本人が決めるのがベストです。

友人のドクターに、ブラジルのサンパウロ州立大学の教授がいます。国際学会でよく会い、世界や日本の医療について話をする仲です。彼は、「サンパウロ大学教授の定年は、今年から75歳になった」と教えてくれました。彼は今70歳ですが、まだまだやる気は十分のようでした。

日本の国立大学の教授の定年は65歳と決まっているようで、ほとんど例外なく退職していました。しかしようやく最近、外国の例にならい、一部の教授の定年を特任教授制によって延長するようになりました。世界においては、非常に遅い動きです。

２０１７年1月3日の日本テレビで、興味を惹《ひ》くドキュメンタリー番組が放送されました。

50年以上も続く人気番組「笑点」のメンバーであり司会者でもあった桂歌丸さんが２０１６年5月、笑点の司会者を勇退する前後の模様を描いたものでした。

歌丸さんの勇退理由は、持病の肺気腫《はいきしゅ》の悪化を始めとする体力の衰えによるものです。80歳というご高齢ですから、身体の節々に支障が出るのはやむを得ないことです。最後の出演になった日を含め、司会者勇退後の高座でも酸素吸入器をつけて楽屋入りし、時には息苦しくて言葉を発することができないほど、体調は悪化していました。

しかし、酸素吸入器を外して高座に立ち、得意の古典落語を演じ始めると、そんな気配をちらりとも見せません。声は朗々と寄席会場に響き渡り、しっかりと笑いを取るのですから見事なものです。「これぞ、プロフェッショナル！」と、声をかけたくなったほどです。

勇退後に出演した最初の高座のあと、体調が急激に悪化して1週間入院しましたが、退院した翌日、群馬県で行なわれた笑点仲間との落語会に病身を押して出演します。

「ちょうど入院にぶつかって延ばしてもらった会なんです。せっかくチケットを買って楽しみにしていたお客さんを、がっかりさせてはいけませんからね」

無理をしたのは、お客さんを楽しませたいという一念からでしょう。自然体で、いつものように楽しそうにやっているように見えました。その姿を見て私は、歌丸さんが落語家としての役割をしっかりと果たす、真のプロフェッショナルであることを改めて思ったものです。

私は今も、世界中で治療シーンのライブや講演をやっています。日本語でも英語でも、どんなに難しい患者さんでも、経験を積めば積むほど自然と手が動き、言葉が出るようになりました。

多くの人々の視線を集めるライブのほうがいつも以上に集中し、うまくいくこともあります。ところが若い医師や経験が不十分な医師が行なうと、普段以下の結果になることがあるのです。

本当に大事なとき、中途半端なプロ意識では失敗する確率が高まります。緊張から逃れようとして、どうしても動作が早くなりがちになるからです。そんなときは、あえてゆっくり行なおうと、十分に意識することが大切です。

不安のほとんどは解決しないが、小さくすることはできる。

不安なときこそ、不安を忘れるほど行動的に生きる

診察室に入ってくる患者さんのほとんどは、がんという病気への不安を抱えていますから、表情にもどこか元気がありません。内視鏡検査の結果、がんと診断されたらどうしようと不安になるお気持ちは痛いほど分かります。

万一、がん細胞が発見されても今はたくさんの治療法や薬もあるわけですから、よほどステージが進行している場合を除いて絶望的になる必要はありません。「これからやるべ

きことがいくらでもある」と考えるようにすれば、そして現実にそうなのですから不安の幾分かは小さくなります。

がんと上手に共存するというのは簡単なことではありませんが、「がん細胞はなくならない。だけど、がん細胞も私の体の一部だ」と割り切ると、ちょっと違った感覚が芽生えます。

治療面で言えば、がんをおとなしくさせる細胞と、がんと戦う細胞を強くすることです。がん細胞は毎日、何百万個と発生しています。それと戦うのがリンパ球、白血球、NK細胞などです。一方、がん細胞を起こさないのが免疫細胞やリンパ球などです。

怒りや不安、ストレスなどは、それらの活動を抑制するため、がんが起こりやすく治りにくくなります。加えて、特に大腸がんは、食事、飲酒などの生活習慣が極めて大きく影響します。

不安もがんと同じで、完全になくなることは滅多にありませんが、上手に付き合っていくと、小さくすることはできます。その最善の方法は不安を受け入れ、真正面から見つめることです。目を背けたり、力ずくで追い出そうとしたりすると、不安はますます牙を向けてきます。

不安を追い出すことができない理由は、それがふわふわしていて、ぼんやりしたものだからです。だからこそ、見つめるのです。見つめると不安の正体が浮かび上がってきて、対処の方法も見えてきます。がんは死への恐怖とつながっていますが、人間60歳を過ぎると誰でも死への恐れを抱えるようになります。つまり死は、がん患者さんだけのものではなく、誰もが抱える問題です。仲間はたくさんいるのですから、こんなときこそ困っている誰かのことを助けましょう。助けられることを待ち望むのではなく、自らが助けるという行動に打って出ましょう。行動することで、不安など脇に追いやることができます。不安は小さくなるのです。

そんなときの心の持ちように、有益な言葉があります。フランスの哲学者アラン（1868〜1951）の「悲観主義は気分によるものであり、楽観主義は意志によるものです。僕は幸せだから笑っているのではありません。逆です、笑うから幸せなのです」

そう、ポジティブ・マインドを忘れずに！

孤独な時間は人生の醍醐味だが、退屈な時間は人生を蝕む。

群れなくてもいいという覚悟には、生命力がある

独り暮らしのあるご高齢の女性が、最近の風潮を嘆いていました。高齢社会が進む中で、「何もしないよりボランティアや趣味に生きなさい」「体力がある限り社会人として働くべきです」という意見が主流になっていることが、苦痛で仕方ないというのです。

「私は子育てもちゃんとやってきましたし、主人を助けることで日本の経済にも少しは貢献したはずです。税金も年金もきちんと払ってきました。私は今、好きな時間にお茶を楽

しみ、本を読むことがとても大切なのです。スポーツジムに行って体を鍛えるなんて、もうご免です。こんなゆったりした時間を過ごしてはいけないのでしょうか」

いけないことは、まったくありません。歳月は気まぐれなランナーみたいなものです。のんびり流しているかと思えば、突然速く走り出したりします。そんな時間に身を任せるのではなく、自分の楽しみに時間のほうを合わせるような生き方は素晴らしいと思います。「幸せなひとりぼっち」を責める権利など、誰にもありません。

孤独というと、どこかネガティブな響きがありますが、それは違います。欧米のレストランやバーに行くと、独りで料理やお酒を楽しむお年寄りをよく見かけます。きちんと正装して悠然とステーキを食べているようなお姿には、凜《りん》とした雰囲気があふれています。

安易に群れず、自分の時間を独りでしっかり楽しんでいれば退屈はしません。

自分を、「もう老いてしまった」「もう歳を取ったから遊ばなくなった」と思っている方へ、次の言葉を差し上げましょう。

「老いたから遊ばなくなるのではない。遊ばなくなるから老いるのです」（バーナード・ショウ）

もうひとこと、付け加えておきます。

「最もよく生きた人間とは、最も歳を経た人間のことではなく、最も人生を楽しんだ人間のことである」（ジャン゠ジャック・ルソー）

蛇足《だそく》になるかもしれませんが、「遊び」とは、その瞬間を自分の心で楽しむものです。そのためには、利害と世間と将来という3つから解放されなければなりません。

絵画や技術の領域では、年齢は関係ありません。80〜90歳は未熟。まだまだ発展の余地あり、です。医療における内視鏡技術も、年々進化しています。私は無駄を省いて動きをシンプルにする軸保持短縮法を開発し、完成しつつあります。これは私の挿入法の命題であり、患者さんにとって最も痛みのない方法です。

どんなことでも積極的に挑戦していくことが、人間として正しい姿勢であると思います。前向きにチャレンジすれば、人は活性化します。宿主（患者さん）の命令には、各免疫細胞群も生き生きとするでしょう。常に明るく挑戦する人には、道が開かれるのです。

富や名声を得ることが目的ではなく、己の能力を高め、それを使い切ろうと挑み続けることです。

「自分の指標のない〝敗者〟のように、自ら行動を起こさない〝傍観者〟になってはいけない」（デニス・ウェイトレイ）

人生は「生老病死」の順番通りにはいかない。順番が逆になっても後悔しないよう、今日を生きる。

考えることを止めてしまうと、悪に抵抗できなくなる

それほど長くない人生で充実した日々を過ごすためには、本質を見極めることが大事です。これまで具体的にいろいろと書いてきましたが、私にとっての本質とは、大きく括《くく》ると「信念を貫く」ということになるでしょう。

政治哲学者のハンナ・アーレント（１９０６〜１９７５）は第二次大戦中、ナチスの強制収容所から脱出し、米国に亡命しました。１９６３年、ナチスの戦犯アドルフ・アイヒ

マンの裁判を傍聴して書いたレポートが「ナチスの罪を軽視している」と、ユダヤ人の同朋からも激しい非難を浴びます。仲の良かった仲間からも無視されます。しかしアーレントは考えを曲げませんでした。傍聴席から見るアイヒマンは、単に思考を停止した一官僚にすぎない。彼は極悪人ではなく、「ただの凡庸《ぼんよう》な人間だった」からです。

人間の意義や愛情、自然の感情をすべて否定し、命令を実行しただけと繰り返すアイヒマンの姿に、アーレントは「考えを止めた人間こそが巨悪をなすのだ」という確信に至ります。それゆえ、「思考を停止した人間の恐ろしさ」「考えないことの罪」を説いています。

意外に思われるかもしれませんが、ユダヤ人を救ったドイツ軍人も少数ながらいました。イスラエルは世界中でユダヤ人を救った「正義の人」を表彰しています。その数は約1万7000人で、そのうちドイツ人は336人。軍人が40〜45人を占めています。最終的には、その行為が発覚して処刑された人も少なくありません。人間としての誇りを軽々しく売り渡さないという信念を貫くには、命を懸《か》けなければいけない時代。これらのドイツ人たちを鼓舞したのは、「人類愛」「確固たる意思」「能力」だったと評されています。

ナチスの強制収容所で起こったこと、広島や長崎の原爆など極限の状況は、誰もが経験するものではありません。しかし、ハンナ・アーレントや、『夜と霧』のヴィクトール・

E・フランクルはその著書で、多くのことを教えてくれました。本は実にさまざまなことを物語ってくれるのです。

まわりに何を言われようと、白眼視されようと 独自の道を歩む

米国への最初の日本人移民は信州上田藩主の次男で、鉄道技師の松平忠厚《ただあつ》でした。大陸横断鉄道の敷設工事に多くの日本人が従事するようになり、徐々に日系人社会が成立していきます。第二次大戦中、敵視された日系人が各地の収容所に送られたことは、読者の皆さんもご存じだと思います。日本軍による真珠湾攻撃のあとですから、米国民の日系人に対する敵意はすさまじいものがあったことでしょう。

収容所の一つが設けられたコロラド州のラルフ・カー知事（1887~1950）はそのような時代にあっても、「日系人は、私たちを守っている合衆国憲法によって守らなければならない。彼らを迫害するなら、まず私を迫害せよ」という演説を行なっているのです。彼は何も日系人を特別扱いしたのではなく、合衆国憲法とその精神である「平等と自由」を貴ぶ信念を、行動として表したということなのでしょう。

戦時下の国家は、とても野蛮です。その中で貫く信念はとても崇高なものです。リトアニアの領事代理であった杉原千畝《ちうね》さんは、「困っている人がいたら助ける」という信念のもと、日本政府の意向に逆らい、ナチスの迫害から逃れてきたユダヤ人6000人にビザを発給したことで知られています。戦後帰国した杉原さんは大量ビザ発行の責任を取らされ、外務省から退職通告を受けてそれに従うのですが、ビザを発行した段階でその覚悟は決めていたようです。しかも杉原さんは、この素晴らしい功績を語ることを好みませんでした。しかし晩年、次のように語っていたそうです。

「私のしたことは、外交官としては間違ったことだったかもしれない。しかし、私には頼ってきた何千人もの人を見殺しにすることができなかった。大したことをしたわけではない。当然のことをしただけだ」

ルールを破っても、困っている人を助ける。このような日本人がいたことを、私は心から誇らしく思います。ただ、ここに紹介した人たちと同じような真似は簡単にはできるものではありません。

私の教え子に、日系ブラジル人3世のネルソン・ミヤジマ医師がいます。サンパウロ大学教授のパウロ・サカイ先生から招待を受け、大学でライブ講演をやった際、助手を務めた人物です。ちょうどそのときに見つけたのが、〝幻のがん〟と言われる陥凹型早期がんです。南米第一号の病変であり、すぐに内視鏡治療を行ないました。

その後彼は半年間、秋田赤十字病院に来て多くのことを学び、本国へと帰っていきました。そしてあっという間にブラジル人として最高位の大腸内視鏡医となり、サンパウロ市長の主治医も務めたほどです。

秋田滞在中、ミヤジマ医師はホテル住まいでしたが、そんな生活を目にした某社の社長がなんとホテル代のすべてを支払ってくれました。その心の優しさが、今の彼を育んだのかもしれません。先日も国際学会で会いましたが、ますます元気に活躍しているようです。

人に優しくすることは、優しくする側はもちろん、優しくされる側も進歩します。これぞ人間の原点ではないでしょうか。

大昔、未開の地では、優しくし、優しくされることは日常だったはずです。そうして人類は進化してきたのだと思います。今の時代は、むしろ人間本来の優しさや愛情を忘れてしまっているのかもしれません。

最近、医師の中には、予約以外の患者さんをまったく診察しない人がいます。自分が医師であることを、忘れているのです。

たとえ小さなことでもいいのです。通学する子どもたちの安全をさりげなく見守るのも、私が「患者さんが一番」と考えて向き合うのも、「今日を一生懸命生きる」ことだと思います。社会が変わることを待つのではなく、自分からポジティブに動く。それが人生の充実につながっていくのだと思います。

息を引き取るまでが人生、というわけではない。生きがいを求め続けるのが人生。

使命が、私たちを求めている

人生（論）は十人十色であり、軽重はありません。私はこれまで大腸がんの本質に迫るために世界を飛び回り、30万件以上の内視鏡検査・治療を行ない、検査の手技については100回以上の改良を加えてきました。まさに、「内視鏡愛」の人生です。

この背景には、いかに患者さんに苦痛を与えず内視鏡検査が行なえるかが常に念頭にあり、それが私を改良に次ぐ改良への道に誘ったのです。今年で私も、70歳になりました。

大学教授であれば人事・経営・教育のことを専《もっぱ》らにし、実際の患者さんの検査など行なわなくなるのが普通です。ところが私は逆で、今でも自分の内視鏡操作の上達を目ざし、そして実際に上達していることを実感しているのです。

内視鏡の拡大倍率100倍のものを開発したほか、近年では500倍の実用化も目前になってきました。100倍の拡大倍率から500倍の超拡大倍率に至るまでには、20年という年月を必要としました。この超拡大内視鏡にAI技術をドッキングさせた自動診断も、近い将来には実現させることができるところまで来たのです。これは、いずれ世界に売り出されることでしょう。そのときは生検採取が省略され、その場で病理診断がつきます。これまでの内視鏡診断からすれば、実に革命的な出来事です。このような改良を重ねていく中で、私たちのチームは少なくとも今後20年は内視鏡診断・技術では、世界一の地位を維持することになると自負しています。

それらと並行して陥凹型早期がん、側方発育型腫瘍の臨床研究の他、学問上の貢献を絶えず世界に向けて果たしてきました。これらに対し、欧米の学界はごく一部を除いてまだキャッチアップしていないだけに、世界に出かける私の旅は当分の間、終わりそうにありません。日本発信の技術が世界に大きく広がっていくと、強く思っています。

これらの経験から、私は〝生きがい〟というものを深く感じるようになっています。元国連事務総長のハマーショルド（１９０５〜１９６１）は、「使命のほうが我々を探しているのであって、我々のほうが使命を探しているのではない」と述べています。

「揺るぎない哲学を持つ人間ほど強いものはない」「一生の間、道を求めて歩き続けるのが人間というものである」という私の思いは次第に強まり、これまでの人生を振り返って今、強く確信するところになっています。

身を守るために空気を読むのは仕方ない。けれど、時には読んだ空気を自分の息で吹き流す。

本音と建前を使い分けなければいけない場所には、できるだけ足を踏み入れない

これは、「言うは易く、行なうは難し」かもしれませんね。会社を始めとする組織に所属している人には、「理想論にすぎない」と言われるかもしれません。しかし、私たちに与えられた人生の時間は限られています。人が集まる場所に行けば、どうしてもその場の空気に合わせるためのエネルギーが必要になってきます。「KY」という言葉があるくらいですから、老若男女、皆さん気を遣っているのでしょう。

でも、若いサラリーマンの皆さんに言いたいのは、「トップや上司の顔色ばかりうかがうな！　どうせたいした顔じゃない!!」ということです。自分で必要だと判断したときは、相手を呑《の》んでかかりましょう。

私は仕事柄、学会やセミナーなどに出席することも多く、最終日に行なわれるパーティーに参加することもありますが、お酒が少し入る場所でもできるだけ本音で話すようにしています。たいていの相手は、本音には本音で応えてくれるものです。場の雰囲気に合わせながら、その空気に巻き込まれることなく時間を過ごすというのが私の信条です。

がんの患者さんは、建前など捨てていいですよ。どのような治療を受けたいのか、どのような人生を送りたいか、本音で生きましょう。たとえばセカンドオピニオンを求めているのに主治医に遠慮して、「先生にすべてをお任せします」と言ってしまったりします。確かに気分を害する医師もいるようですが、今では少数派でしょう。自分の診断や治療法に自信を持っている大半の医師は、セカンドオピニオンに必要な診断書や画像を快く渡してくれるはずですから。

自分の大切な人生を、建前で扱うようなことはやめましょう。

自分が中心でいい。しかし、他人も自分が中心と思っていることも忘れない。

命の重さ、人生の重さを噛《か》みしめる。そのうえで、意志の力で楽観的に面白い一日を過ごす

医師となって約45年。私は大腸がんと取り組んできました。あるとき、人工肛門を絶対に避けたいという患者さんがやってきました。がんの広がりを見極めるには、まず表面に出ている腫瘍の形で識別します。その患者さんのがんは境界がはっきりしていて、まわりには広がっていないと判断したものの、深さが問題でした。がんは広がるだけでなく、粘

膜から粘膜下層に深く浸潤しています。この切除は大変難しいものになります。

画像で見ると、思ったより深く浸潤しているため、内視鏡では取り切れないと判断しました。リンパ節転移の可能性もあります。開腹手術が適応となるケースですが、そうするとどうしても人工肛門を造設するか否か、ギリギリのケースとなります。それが他の病院の医師の判断でしたが、それは妥当なものと言えるでしょう。

しかし患者さんはその後の人生を考え、造設を避けたいと心から願っていました。そこで私は腹腔鏡による切除を決断し、手術を行ないました。幸い、成功して患者さんは人工肛門の造設を免れたのです。

患者さんの希望を聞き、チームの力を合わせてそれを実現するというのが、私たちのチームのポリシーです。内科と外科の垣根をはずして、正確な診断に基づく的確な治療を心がけてきました。私たちのチームは、患者さんのために存在すると確信しています。

患者さんの命だけではなく、人生を救うのも医師の務めです。これまで書いてきたように私は自分の人生を大切にしていますが、同じくらい患者さんの人生も大切だと思っています。その思いで私は患者さんとつながっていますし、医療行為や研究活動に臨んでいます。

今日は、残りの人生の最初の日です。それは別に、私だけの話ではありません。すべての人にとって最初の日です。かけがえのない一日を過ごすことが、明日につながっていくのです。

感動のない仕事は、仕事ではない。感動のない人生は、本当の人生ではない。

美術館巡りは感動と出会う貴重な時間

先日、パリでの講演を終えて、これまで何度か訪れたことのあるオランジュリー美術館、オルセー美術館を訪ねました。何度見ても、印象派の絵はいつも迫力にあふれていて私の感情を揺さぶるものがあります。

ルーブル美術館やニューヨークのメトロポリタン美術館、スペイン・マドリッドのプラド美術館、ロシア・サンクトペテルブルクのエルミタージュ美術館……学会が終了して絵画や彫刻などを見て回るのが私の楽しみの一つです。学会での重圧から解放されて、まさに至福の時間を過ごします。また絵画・彫刻など巨匠たちとの無言の対話を通じて、新たなエネルギーが自分の内部に生まれてくるのを実感します。

ヨーロッパの美術館巡りをしていると、共通する雰囲気があることに気づきます。美術館自体あるいは展示に大きなストーリー性、ドラマ性、思想といったものを感じるのです。展示を行なう側の企画力にもよるのでしょうか。見る環境、鑑賞する環境も大きいのではないかと思います。「ゲルニカ」（ピカソ）を見るため訪れたプラド美術館別館を例外として、他のいずれの美術館でもゆったりと鑑賞することができました。

日本のようにどこか監視されているような雰囲気がなく、山手線のラッシュのような人だかりもなく、多くの美術館では写真撮影さえが可能なことにも、驚かされます。ノルウエー・オスロのムンク美術館では、「叫び」とツー・ショットの写真を撮ってきました。

たいていの美術館は週1日、夜の9時まで開館しており、しかも低料金ときています。文化政策の違いでしょうか。日本と異なるゆとりがあります。美術館に限らず日本はもっと公共のものを市民に公開すべきだと思います。海外に行きますと、地元の美術館内でよくレセプションをやっています。日本でも少しずつ変わってきていますが、良いことはいち早く取り入れてほしいものです。

いずれ私は、小さくても自分の美術館を作りたいとも思っています。故郷の秋田にです。ところで、オランダ出身の炎の画家ファン・ゴッホ（1853～1890）は、「自分の中に炎を持ち、魂を抱えているのに、どうして閉じ込めておくことが出来ようか」という箴言《しんげん》を残しています。

振り返ってみて、私のこれまでの人生も、患者さんのために内なる炎を燃やし続けてきたものなのかもしれません。読書と並び、美術鑑賞は私の人生の伴侶とも言うべき趣味です。感動を与えてくれる作品と出会い、向かい合うときの充実感は大きいものがあります。道に迷ったとき、心が晴れないとき、ぜひ美術館に足を運び、作品と無言の対話を試みることをおすすめします。作者の生きていた時代に思いを馳《は》せ、現在の自分と対峙し、絵の世界にどっぷりつかるのです。

感動のある仕事、いつも感動に包まれた人生を送ることは、私たちの権利ではなく義務とさえ言えるかもしれません。

第四章のまとめ

○強さは厳しさに支えられ、厳しさは優しさに導かれるものでなければなりません。

○勝つという意欲は大切ですが、ただ勝てばいいのではなく、正しい勝利であることが求められます。

○人生は芸術活動のようなものですから、妥協は許されないのです。

あとがき

しっかりとした土台があれば、どんなに揺らいでも大丈夫

「生命だけは平等だ」とは、全国各地に徳洲会病院など病院事業を展開している徳田虎雄さんの言葉です。「自由を求め、愛に生きる」「弱きを助け、悪しきをくじく。医療人として、患者さまのための医療を行なうこと」など、徳田さんには同じ医療人として共感を覚える数々の言葉があります。

結局、私たちが手がける医療の仕事はビジネスでも宗教でもなく、強い人が弱い人を助けるという人間としての当然の義務、ノーブレス・オブリージュということなのです。

私の医療人としての生きがいは、「未来に向かう心の姿勢」という言葉に要約することができます。本文でも書きましたように、人間として、医師として、内視鏡医として、私

の人生の目標は明確です。「目標に向かって邁進《まいしん》すること」、「使命感に基づいて生きること」が私にとって一番の生きがいであり、喜びなのです。

生きがいとは人それぞれが持っているもので、医療人が特別というわけではありません。ただ、その生きがいが何であれ、無我夢中に取り組むことが大切なのだと思います。本書で度々《たびたび》登場するアインシュタインを始めとする人々はみな、「無我夢中の天才」と表現していいほど、自分の仕事に熱情を込めて取り組みました。

これも本文にも書きましたが、映画監督の大島渚さん（故人）が、「人生というのは、どのくらい無我夢中の時間を過ごせるかで決まる」と言ったことがあります。その言葉に私は強い共感を覚えるとともに、大変励まされました。

私は、無我夢中で過ごした秋田赤十字病院時代があったからこそ、今日があると思っています。内視鏡医療で世界的に活躍できるようになったのも、無我夢中時代に築いた強固な土台があったからです。しかし、どんな土台もさらに深く地盤に打ち込み、強くしていかなければなりません。

セレンディピティを高めて、新しい価値を発見する

私は本書で、数多くの名言を紹介してきました。それらは私の心を鼓舞し、勇気を持たせてくれました。その積み重ねが、私の土台をさらに強くしてくれたことは間違いありません。

私たちは大人になってさまざまな仕事に就くと、社会に組み込まれた存在になります。自分を誤魔化して生きることも普通になってきます。それでも本来の自分の声に耳を澄まし、聞き分けるようにしたいものです。正しく聞き分けることが何より大切です。

坂口安吾は代用教員時代の体験をもとに、「本当に美しい魂は、悪い子どもの中に存在する」と書きました。悪い子どもとは、大人の手に負えない子ども、成績の悪い子どもたちなどを指しているようですが、そのような子どもたちの心のあたたかさ、可愛らしさを坂口安吾は称賛しています。

文化・文明を進歩させるという大きな仕事は、既成の秩序を守ろうとする人には不向きです。秩序に刃向かうようなことは、自由で美しい魂を持った「悪い子ども」が担うべき仕事と言えるでしょう。私自身、学問において真理を追究するときには、坂口安吾が言う

ところの「悪い子」だったかもしれません。

「セレンディピティ」という言葉があります。運をつかむ能力とかいろいろな意味で使われていますが、「本来探しているものとは別の、価値あるものを見つけ出す能力」を言います。

ノーベル生理医学賞（1937年度）を受賞したセント＝ジェルジ・アルベルト（1893〜1986）は、次のような名言を残しています。

「発見とは皆が見てきたものを見て、皆が考えなかったことを考えることだ」

今、知識社会は終焉し、現場から学ぶ高度な「知恵社会」が到来したようです。

未来に左右されるのではなく、未来を左右する生き方

70歳を迎えた私は今、第二の無我夢中時代をスタートさせました。患者さんとさらに深く向き合うこと、そのためにも医療技術・業務のイノベーション（革新）を推し進めること、それを実現するために社会全体を見据えた大革新の先頭に立つことを使命とし、それらに無我夢中に挑戦する時間を過ごしています。

経営学者のピーター・ドラッカーに、「未来を予測する最良の方法は、自ら未来を創る

ことだ」という名言があります。まさにその通りです。私は未来を予測しますが、同時にその予測という「仮説」にもとづいて、無我夢中に行動することを繰り返してきました。その結果、私の土台は盤石とは言えないまでも、相当に強化されたように思います。

未来を作る側に立った以上、私はこの道を突き進んでいきます。

誰でも、未来を作る側に立つことができます。それは別に難しいことではありません。

私から、読者の皆さまに最後のメッセージを送ります。

「自分の人生を生きよう、あなたの人生だから」

本書を執筆するにあたり、実にたくさんの方々のお力添えをいただきました。

心から感謝を申し上げます。

2017年8月

工藤進英

工藤進英
SHINEI KUDO

昭和大学医学部特任教授
昭和大学横浜市北部病院消化器センター長
東京内視鏡クリニック特別顧問
工藤胃腸内科クリニック特別顧問
1947年秋田県生まれ。1973年新潟大学医学部卒業後、同大外科に勤務。1985年秋田赤十字病院外科に赴任、外科部長を務める。2000年昭和大学教授、昭和大学横浜市北部病院消化器センター長、2001年昭和大学横浜市北部病院副院長、2007年上海復旦大学附属華東医院終身名誉教授に。
世界中から集まる後進の指導に尽力するとともに、海外講演も多数実施。その活躍は「プロフェッショナル仕事の流儀」(NHK)、「神の左手 奇跡の天才ドクター」(日本テレビ)をはじめ、数多くのテレビ番組や新聞などのメディアで取り上げられている。
主な著書に、『早期大腸癌—平坦・陥凹型へのアプローチ』(医学書院)、『大腸内視鏡検査法』(医薬ジャーナル社)、『陥凹型早期大腸癌—診断と治療の新しい展開』(日本メディカルセンター)、『大腸内視鏡挿入法』(医学書院)、『大腸内視鏡Q&A』(医薬ジャーナル社)、『大腸内視鏡治療』(医学書院)、『大腸pit pattern診断』(医学書院)、『拡大内視鏡－極限に挑む』(監修　日本メディカルセンター)、『Color Atlas 大腸拡大内視鏡』(編著　日本メディカルセンター)、『大腸がんでは死なせない』(土屋書店)、『見えないがんを追う』(新潮社)、『無痛内視鏡で大腸がんは治せる！』(大和書房)、『大腸がんこれだけ知れば怖くない』(実業之日本社)などがある。
現・日本大腸検査学会理事長。米国消化器内視鏡学会 国際会員。米国消化器病学会 国際会員。第78回 日本消化器内視鏡学会総会会長・日本消化器内視鏡学会理事を務めた。

逆境の中で咲く花は美しい
がん患者の救世主の生きる哲学

2017年9月20日　第1刷発行

著　者　工藤進英
発行人　見城 徹
編集人　福島広司

GENTOSHA

発行所　株式会社 幻冬舎
〒151-0051　東京都渋谷区千駄ヶ谷4-9-7
電話　03(5411)6211(編集)
03(5411)6222(営業)
振替　00120-8-767643
印刷・製本所　中央精版印刷株式会社

検印廃止

Printed in Japan
ISBN978-4-344-03173-9　C0095
幻冬舎ホームページアドレス　http://www.gentosha.co.jp/

この本に関するご意見・ご感想をメールでお寄せいただく場合は、
comment@gentosha.co.jpまで。